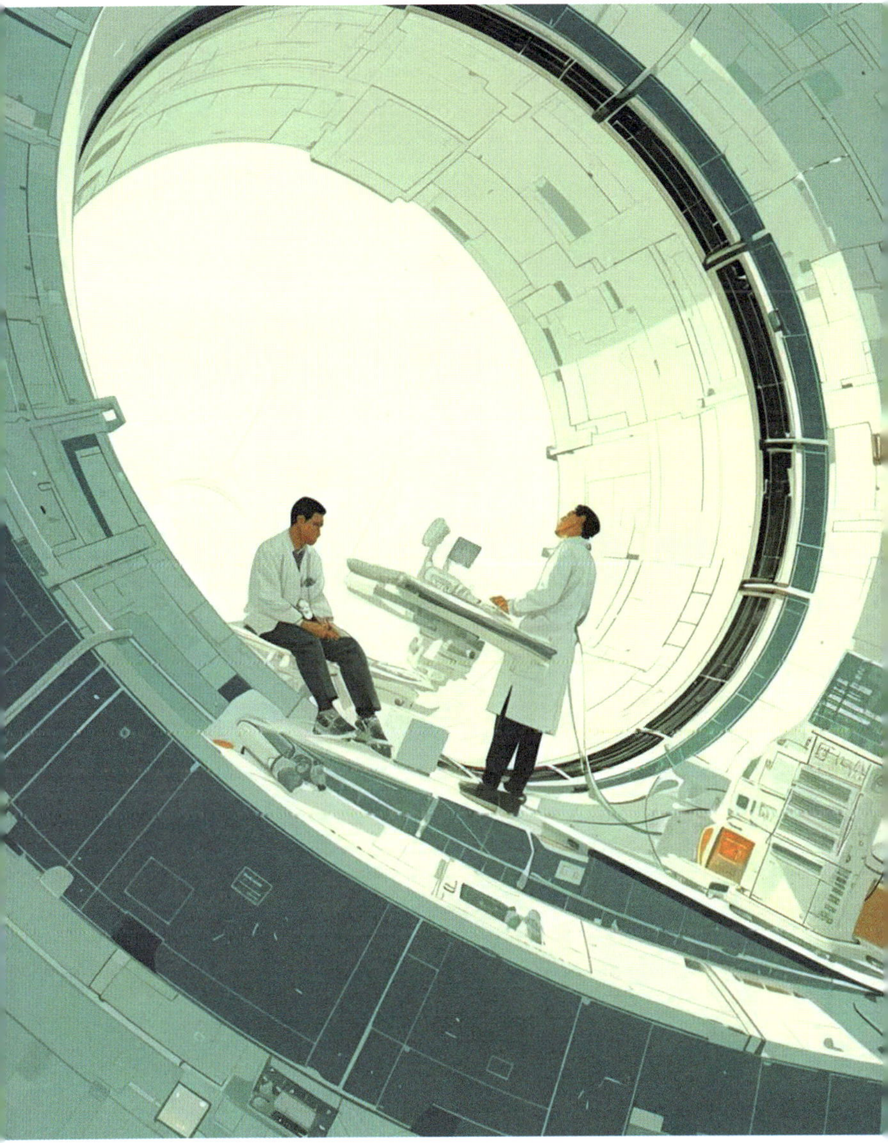

放疗前，专家会诊治疗方案

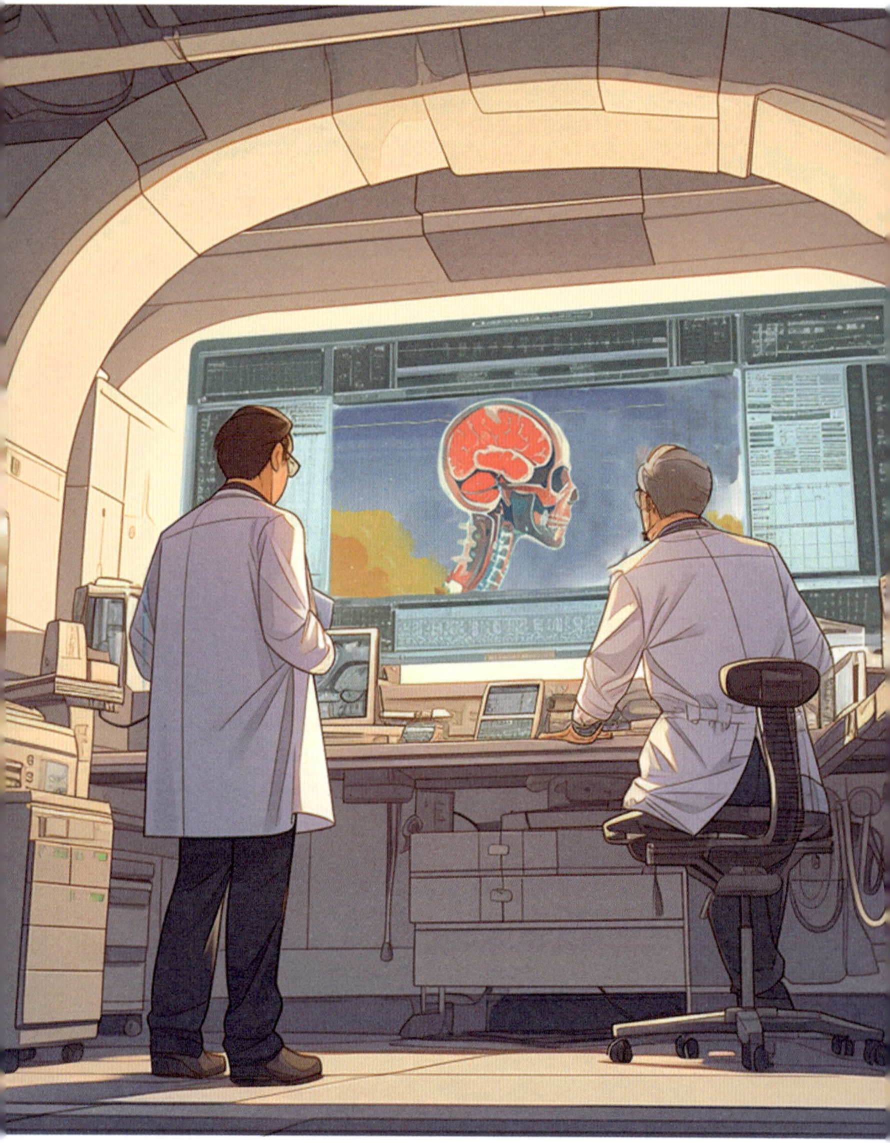

放疗前，专家会诊评估病情

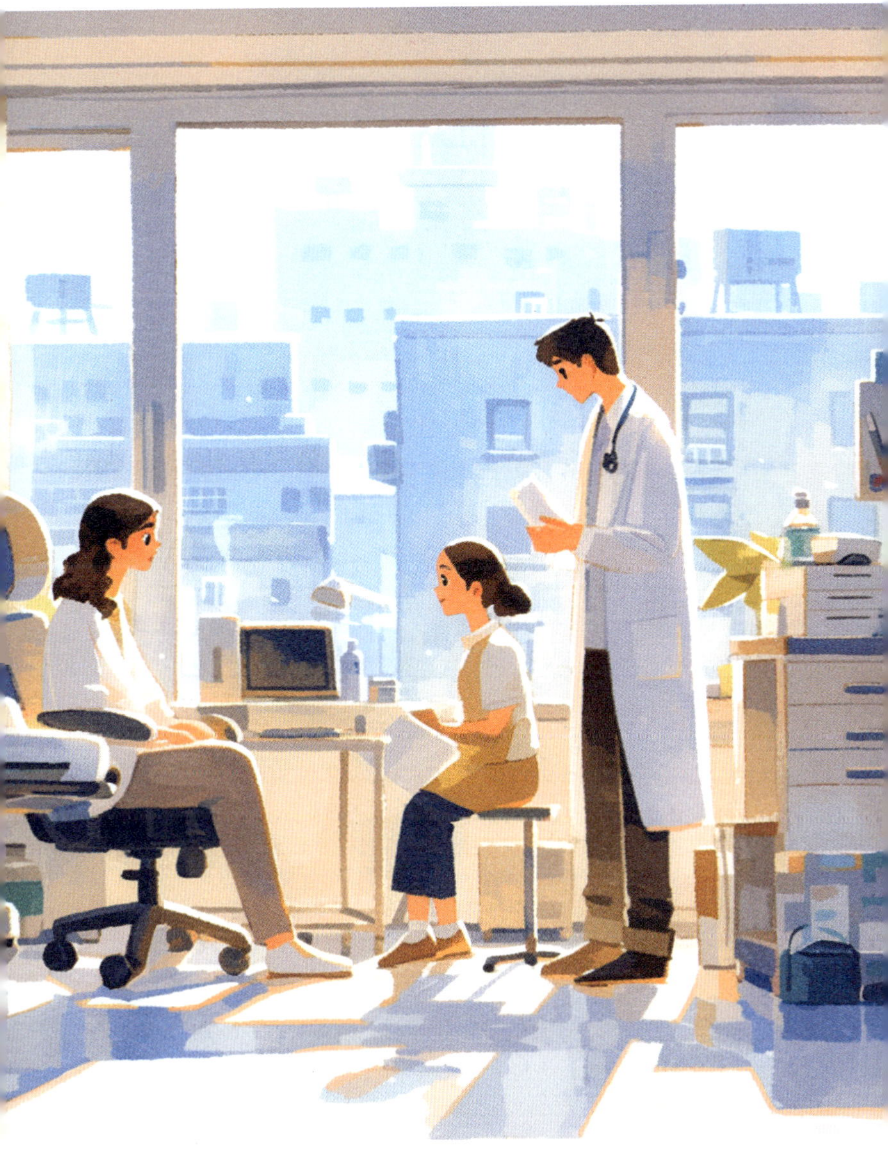

放疗前，医患床旁沟通了解

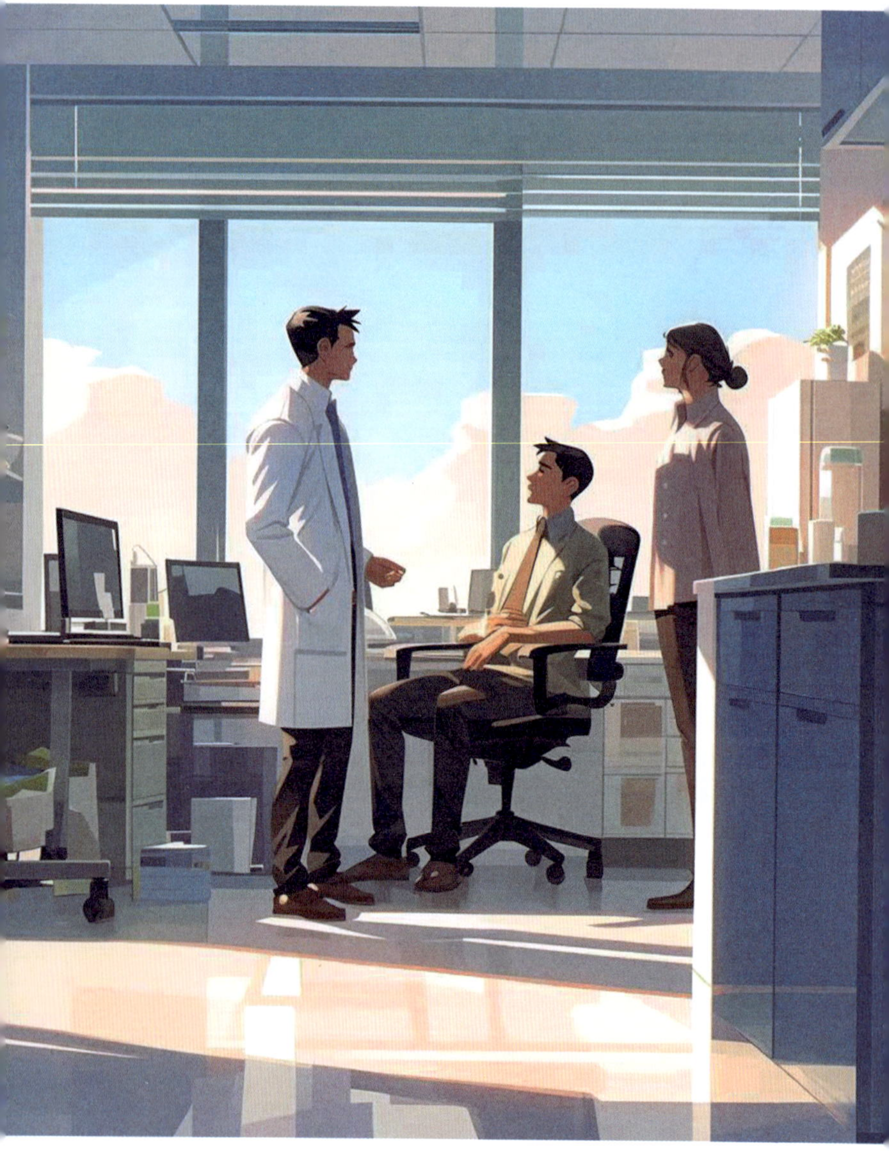

医患协商确定放疗方案

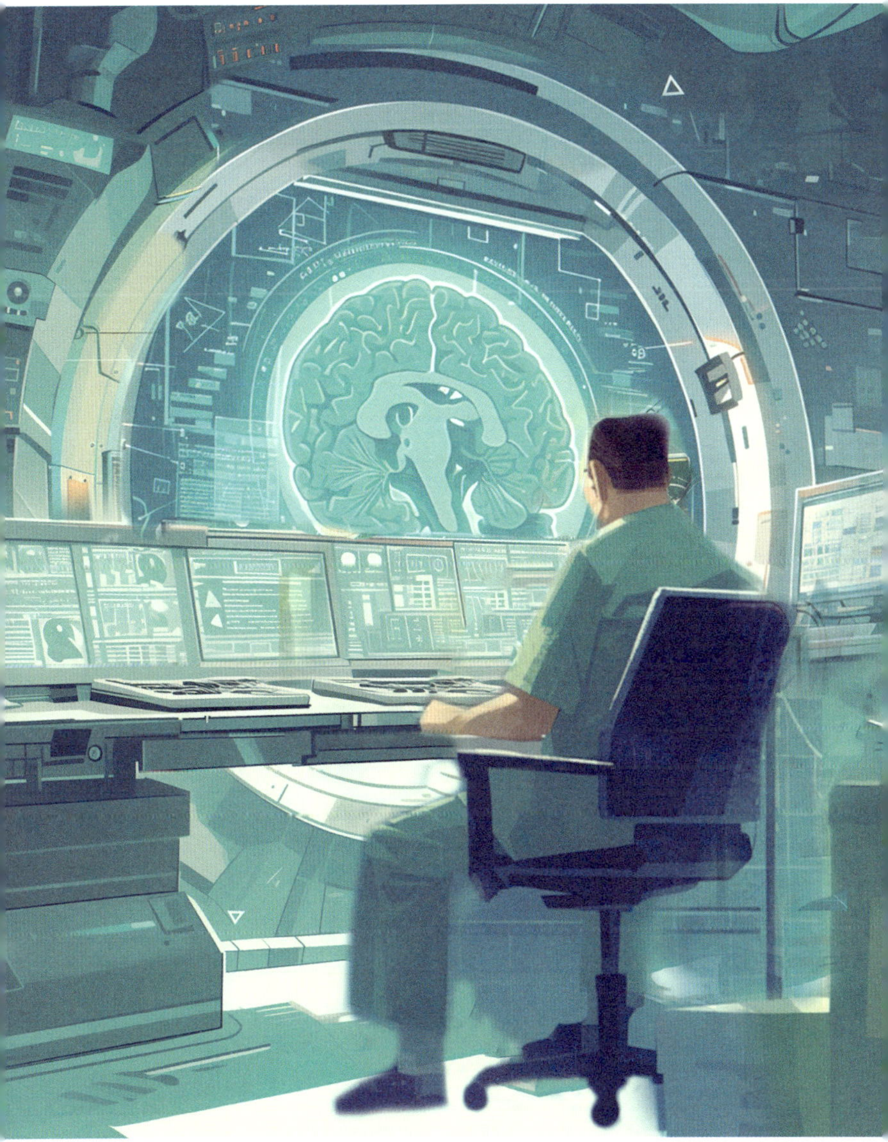

精准放疗开始了

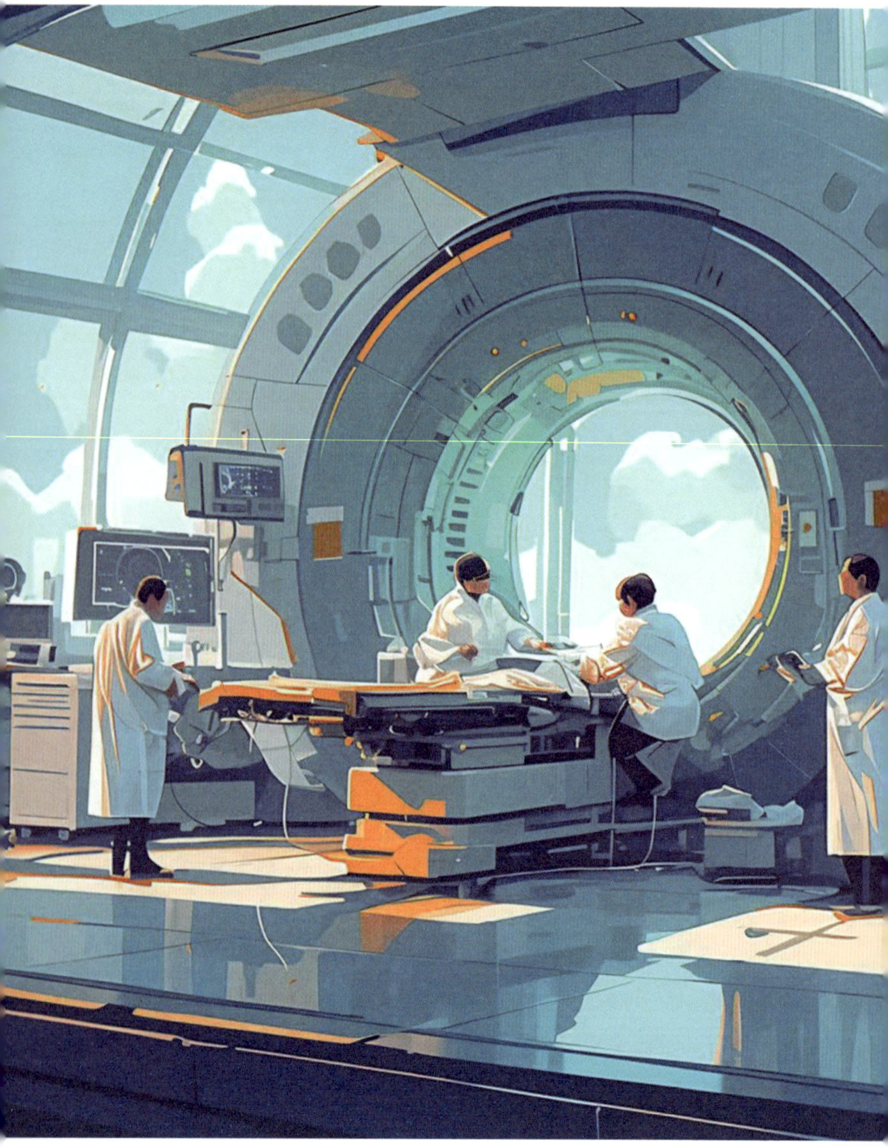

放疗医师和技师在严谨而紧张地工作

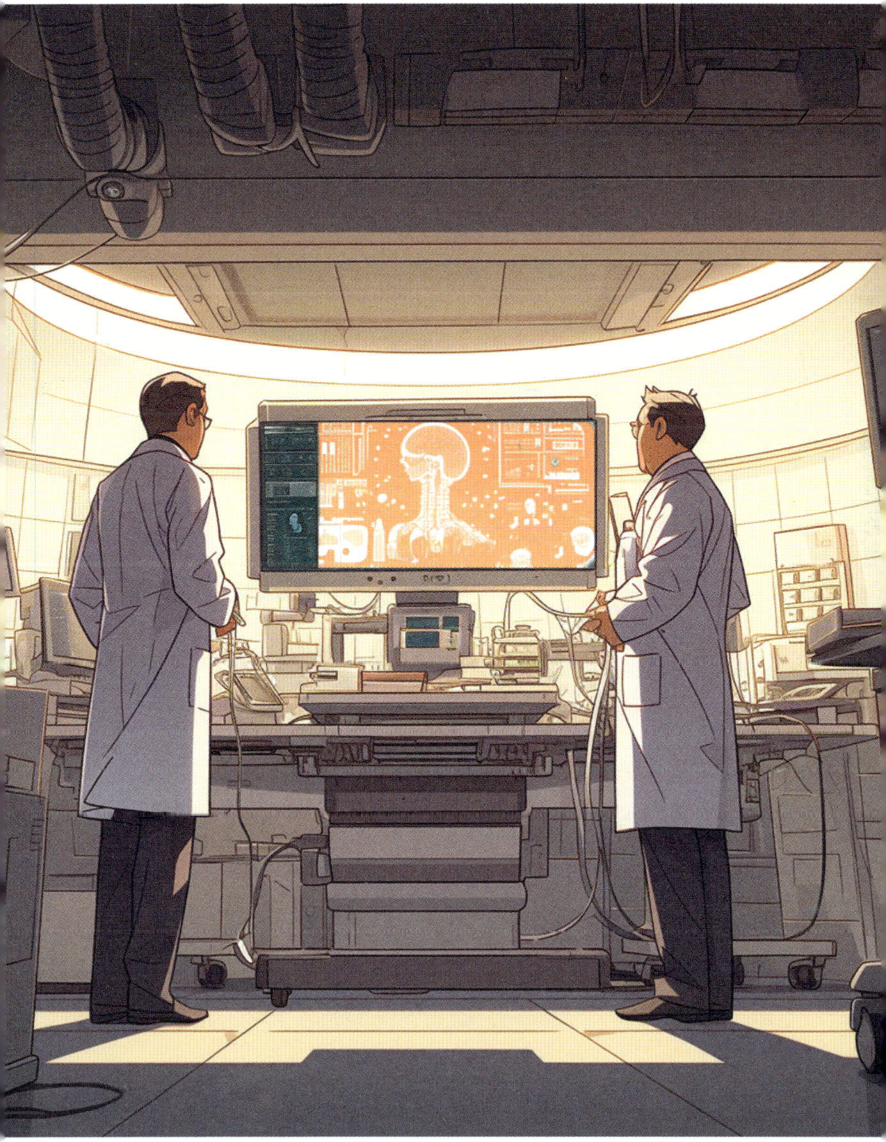

放疗后，专家在分析评估疗效

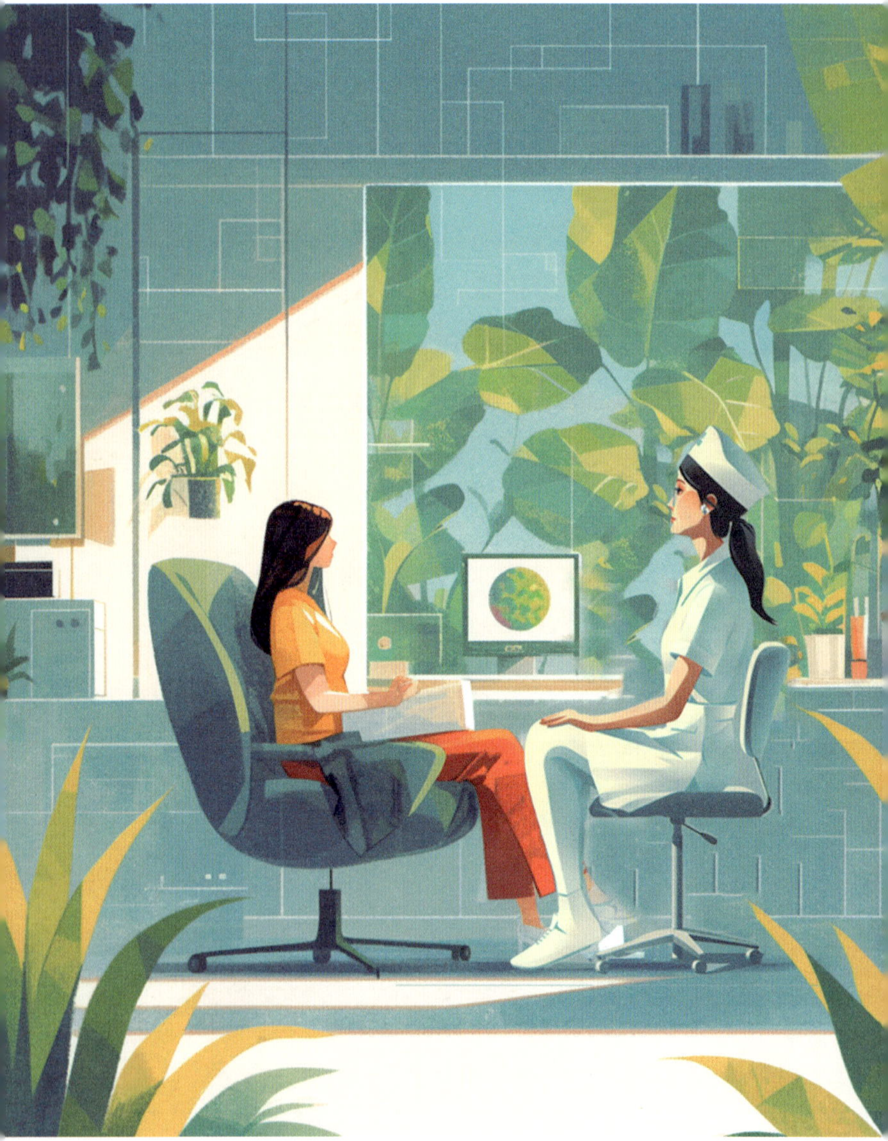

放疗后，医患沟通回访事宜

科普中国
CHINA SCIENCE COMMUNICATION
科普中国·健康大百科
（第一辑）

肿瘤放射治疗科普丛书（融媒体版） 总主编 王俊杰 刘友良

出人头“蒂”，放心放疗

头颈部肿瘤放射治疗

主编 康 敏 乔 俏

中国科学技术出版社
·北 京·

图书在版编目（CIP）数据

头颈部肿瘤放射治疗 / 康敏，乔俏主编．—北京：中国科学技术出版社，2024.6

（肿瘤放射治疗科普丛书：融媒体版 / 王俊杰，刘友良主编）

ISBN 978-7-5236-0724-4

Ⅰ.①头… Ⅱ.①康… ②乔… Ⅲ.①头颈部肿瘤－放射疗法 Ⅳ.① R739.91

中国国家版本馆 CIP 数据核字（2024）第 089494 号

策划编辑 王久红 焦健姿
责任编辑 王久红
装帧设计 东方信邦
责任印制 徐 飞

出　　版 中国科学技术出版社
发　　行 中国科学技术出版社有限公司
地　　址 北京市海淀区中关村南大街 16 号
邮　　编 100081
发行电话 010-62173865
传　　真 010-62179148
网　　址 http://www.cspbooks.com.cn

开　　本 787mm×1092mm 1/32
字　　数 55 千字
印　　张 4
彩　　插 12
版　　次 2024 年 6 月第 1 版
印　　次 2024 年 6 月第 1 次印刷
印　　刷 北京盛通印刷股份有限公司
书　　号 ISBN 978-7-5236-0724-4/R・3263
定　　价 39.80 元

（凡购买本社图书，如有缺页、倒页、脱页者，本社销售中心负责调换）

编 者

名誉主编 王仁生 卢泰祥

主　　编 康　敏 乔　俏

副 主 编 胡　漫 王孝深 唐玲珑 周　琴

编　　者 （以姓氏笔画为序）

王仁生 广西医科大学第一附属医院

王孝深 复旦大学附属眼耳鼻喉科医院

区晓敏 复旦大学附属肿瘤医院

卢佳美 广西医科大学第一附属医院

卢泰祥 中山大学肿瘤防治中心

申　媛 中南大学湘雅医院

乔　俏 中国医科大学第一附属医院

李瑞辰 复旦大学附属眼耳鼻喉科医院

杨　佳 山东省肿瘤医院

杨振东 广西医科大学第一附属医院

张　帅 海南省人民医院

陆　顺 四川省肿瘤医院

周　琴 中南大学湘雅医院

胡　漫 山东省肿瘤医院

姜　力 广西医科大学第一附属医院

费召东 福建省肿瘤医院

唐玲珑　中山大学肿瘤防治中心
康　敏　广西医科大学第一附属医院
韩　光　湖北省肿瘤医院放疗中心

丛书编委会

序

恶性肿瘤已经成为严重威胁国人健康的主要疾病。目前肿瘤治疗主要有手术、放射治疗和化学治疗三大手段。根据世界卫生组织统计肿瘤患者中约70%需要借助放射治疗达到根治、姑息或者配合手术行术前或术后放射治疗。

自伦琴发现X射线、居里夫人发现放射性元素镭之后，利用射线治疗肿瘤逐渐成为人类抗击恶性肿瘤的主要手段。随着计算机技术进步、放射治疗设备研发水平提高、数字化控制能力增强，放射治疗技术得以飞速发展，涌现出三维适形放射治疗、调强放射治疗、影像引导下放射治疗等一大批全新的照射技术，放射治疗的理念发生根本性变革，治疗疗程大幅度缩短、精度和效率大幅度提高，已经全面进入精确和精准时代，在皮肤癌、鼻咽癌、喉癌、早期肺癌、肝癌、前列腺癌、宫颈癌等治疗领域达到与外科相媲美的疗效，催生出了放射外科、立体定向放射治疗、放疗消融、近距离消融、介入放射治疗等全新的概念，极大提高了肿瘤综合治疗水平。

为提高国人对肿瘤放射治疗认知，由中华医学会放射肿瘤治疗学分会、中国核学会近距离治疗分会，联合北京趣头条公益基金会组织全国从事肿瘤放射治疗领域的知名中青年专家学者共同编写了这套我国第一部肿瘤放射治疗科普丛书，系统阐述了放射治疗领域的新技术、新疗法和新理念，特别是将放射治疗的各种技术在各系统肿瘤中的应用以科普形式进行了介绍，语言通俗易懂，图文并茂；文本与音频视频相融合，宜读可听可看；看得懂，学得会，用得上；旨在提升整个社会对放射治疗的认知水平，使广大肿瘤患者科学、系统、全面地了解肿瘤放射治疗，为健康中国战略的实施做出放疗人应有的贡献。

中华医学会放射肿瘤治疗学分会
主任委员
中国核学会近距离治疗与智慧放疗分会
主任委员

王俊杰

前　言

近年来，头颈部肿瘤的发病率不断攀升，严重威胁着人类的生命健康。放射治疗作为肿瘤三大治疗手段之一，通过电离辐射在杀灭肿瘤的同时保留了器官功能，优势独特，在综合治疗当中发挥了关键作用。对部分瘤种，如鼻咽癌和早期喉癌等，放射治疗是其最为有效的根治性治疗手段。

为了加深人们对头颈部肿瘤放射治疗的了解，由国内众多头颈部肿瘤放射治疗领域的临床、护理、技术专家，共同编写了这部《头颈部肿瘤放射治疗》一书。本书以通俗易懂的语言，图文并茂的形式，深入浅出地介绍了头颈部肿瘤的基础知识、放射治疗的基本概念、放疗前的准备工作、放疗过程中的注意事项和放疗后的随访等。希望读者通过阅读本书，能够让读者更全面、系统地了解头颈部肿瘤及放射治疗，从而使患者积极主动地参与到放疗过程中来，获得更好的疗效，早日康复。

康敏　乔俏

放疗名词解释

放疗　放疗为放射治疗的简称，是一种利用高能射线来杀灭肿瘤细胞的治疗方法。

化疗　化疗是化学治疗的简称，利用化学合成药物杀伤肿瘤细胞、抑制肿瘤细胞生长的一种治疗方法。

靶向治疗　靶向治疗是在细胞分子水平上，以肿瘤细胞的标志性分子为靶点，干预细胞发生癌变的环节，如通过抑制肿瘤细胞增殖、干扰细胞周期、诱导肿瘤细胞分化、抑制肿瘤细胞转移、诱导肿瘤细胞凋亡及抑制肿瘤血管生成等途径达到治疗肿瘤的目的。

免疫治疗　免疫治疗是利用人体的免疫机制，通过主动或被动的方法来增强患者的免疫功能，以达到杀伤肿瘤细胞的目的，为肿瘤生物治疗的方法之一。

TOMO刀　又称螺旋断层调强放射治疗，集合了调强适形放疗、影像引导调强适形放疗以及剂量引导调强适形放疗于一体，其独创性的设计使直线加速器与螺旋CT完美结合，突破了传统加速器的诸多限制。

射波刀　又称“三维立体定向放射手术机器人”，其核心技术是以机器人的工作模式来驱动一台医用直线加速器，它属于立体定向放射治疗（SRS/SBRT）的范畴，有着疗程短、剂量率高，治疗范围广、影像引导速度快和运动器官动态追踪能力强等特点。

伽马刀　是一种融合现代计算机技术、立体定向技术和外科技术于一体的治疗性设备，它将^{60}钴发出的伽马射线几何聚焦，集中射于病灶，一次性、致死性地摧毁靶点内的组织，而射线经过人体正常组织几乎无伤害，并且剂量锐减。

立体定向放射疗法　采用等中心治疗的方式、通过立体定向技术，将多个小野三维聚焦在病灶区、实施单次大剂量照射的治疗。由于射线束从三维空间聚焦到靶点，因此病灶区剂量极高，而等剂量曲线在病灶以外迅速跌落，病灶与正常组织的剂量界限分明，如外科手术刀对病变进行切除一样，在达到控制、杀灭病灶的同时保护正常组织。

常规分割放疗　每天1次，每次剂量为1.8～2.0Gy，每周照射5次。

大分割放疗　相对于常规分割放疗而言，大分割放疗提高单次剂量，减少照射次数。

质子治疗 是一种使用质子射线来治疗肿瘤的放射治疗技术。质子射线和高能X线的主要区别是它进入体内的剂量分布。当质子射线在进入体内后剂量释放不多，而在到达它的射程终末时，能量全部释放，形成布拉格峰，在其后的深部剂量几近于零。这种物理剂量分布的特点，非常有利于肿瘤的治疗。

重离子治疗 属于粒子治疗，射线进入人体后的深部剂量分布和质子类似，布拉格峰后的剂量虽然迅速降低，但是比质子要多。产生的放射损伤70%以上是DNA的双链断裂，放射损伤不易修复，而且放射损伤的产生不依赖氧的存在，故对乏氧肿瘤亦有效。

定位 定位是通过现实的或模拟的方式模拟放射治疗，以采集患者治疗部位的影像，确定照射野体表的对应位置，并做标记的过程。

调强放疗 调强适形放射治疗的简称，是在三维适形放疗的基础上演变而来的，其原理是利用计算机控制的精密装置，根据肿瘤的形状和位置，调整放射线的强度和方向，以便更精确地照射肿瘤，同时最大限度地减少对周围正常组织的伤害。

基因检测　是一种通过分析个体的 DNA或RNA 来检测特定基因的变异、突变或遗传标记的过程。它可以提供关于个体遗传信息的重要线索，包括潜在的遗传疾病风险、药物反应性、基因型和表型相关性等。

目　录

PART 1
真知灼见——放疗总论

PART 2
了如指掌——头颈部肿瘤认知

PART 3
何去何从——放疗前准备

PART 4
有的放矢——放疗中注意事项

PART 5
不容懈怠——放疗后随访

PART 1

真知灼见 放疗总论

放射治疗作为恶性肿瘤常用三大治疗手段之一，通过电离辐射杀灭肿瘤，既不神秘，也不可怕。

什么是放射治疗——杀灭肿瘤的无形刀

现代放射治疗就像一把杀灭肿瘤的“无形刀”，运用直线加速器产生的高能放射线，对肿瘤进行精确“打击”和定向“爆破”，可避开或减少邻近正常组织器官的受照剂量，精准杀灭肿瘤组织，而不会改变正常组织外观，能够有效保障患者的生活质量。正因如此，目前大约70%的患者在肿瘤发展的某个阶段都需要接受放射治疗。对于头颈部肿瘤患者，

头颈放疗强，手术用不上

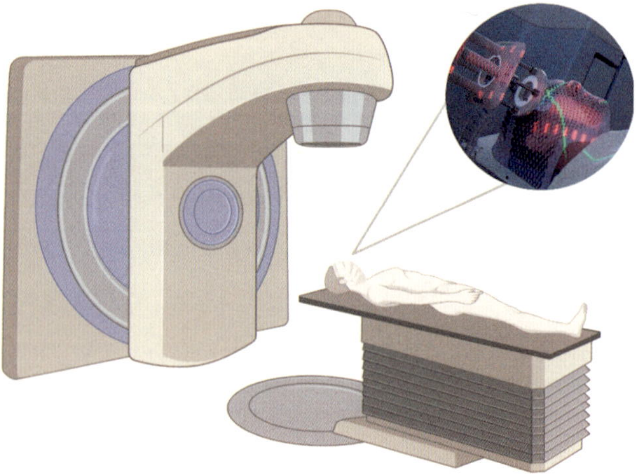

尤其是鼻咽癌患者，手术难度大，肿瘤细胞对放射线敏感，放疗是综合治疗的绝对核心。

放疗怎么杀灭肿瘤细胞

放疗是应用放射线（如光子束的 X 射线、γ 射线，离子束的质子束、中子束及重离子束等）照射到肿瘤组织细胞内，导致肿瘤细胞内 DNA 的双链断裂，失

放疗有能量，精准治疗强

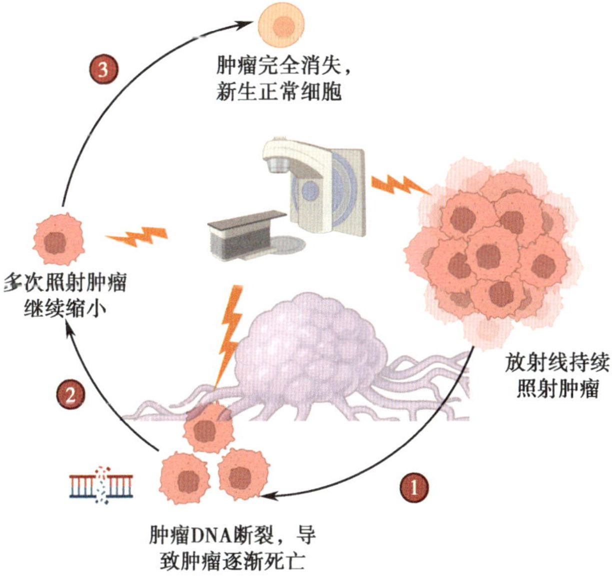

去自我复制繁衍的功能而凋亡，从而杀灭肿瘤的一种治疗方式。每次放疗，仅能杀死一部分癌细胞，另一部分通过修复还可存活，因此，需要进行几次甚至几十次的反复照射，才能将更多的肿瘤细胞杀死。

什么情况适合放疗

放疗适应证广，大多数肿瘤都可以放疗。早期鼻咽癌、喉癌、下咽癌、口咽癌、面部皮肤癌等可以通过放疗治愈。局部晚期口咽癌、下咽癌、喉癌须采用手术、放疗、化疗等综合治疗模式才能更好地控制肿瘤。对于不适合或患者拒绝手术的早中期头颈部鳞癌，如口腔癌、鼻腔鼻窦癌等，可以进行根治性放疗。某些局部偏晚期且症状较重的患者，如鼻腔鼻窦癌，可以进行术前放疗或放、化疗，以缩小肿块、降低分期，增加手术切除的可能性，减少术中肿瘤播散。还有些头颈部肿瘤，如口腔癌、口咽癌、下咽癌、喉癌、涎腺癌、软组织肉瘤等，虽然做了完整切除，仍有局部复发的可能，须术后辅助放疗。对于出现肺、骨、肝等远处转移的患者，可以进行姑息减症放疗。

放疗适应广，过半用得上

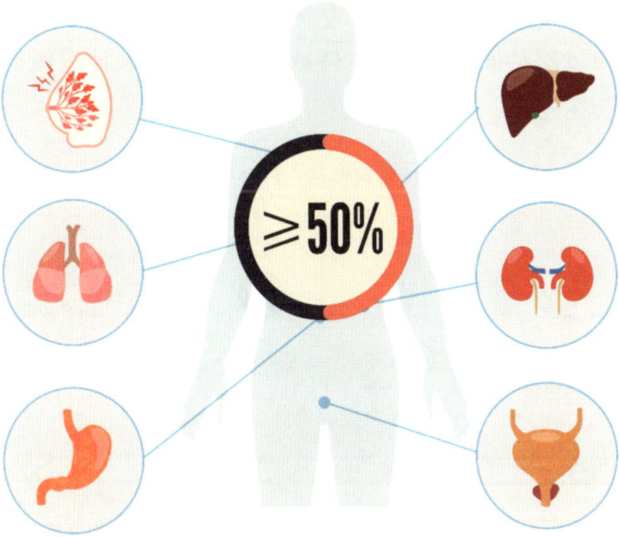

放疗会带来损伤吗

放疗是一把双刃剑，在杀死肿瘤细胞的同时对正常细胞也有一定损伤。根据损伤发生时间分为急性损伤和晚期损伤，根据损伤范围分为局部损伤和全身损伤。急性损伤包括照射区域内皮肤红肿、脱皮、渗液，黏膜充血、水肿、疼痛、溃疡、出血、口干、味觉异常、脱发等。全身损伤包括疲乏和血细胞减少等。晚期损伤包括分泌性中耳炎、放射性龋齿、放射性骨坏死、吞咽困难、皮下组织纤维化、内分泌功能障碍（如垂体或甲状腺功能低下）、喉软骨坏死等。

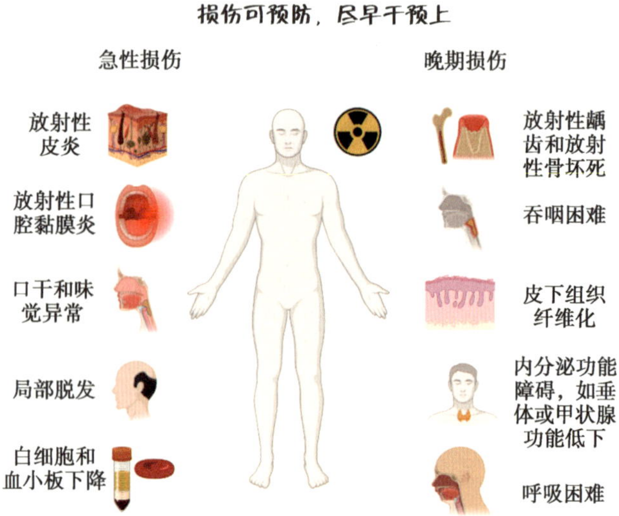

什么是 TOMO 刀、射波刀、调强放疗

① TOMO 刀，又称螺旋断层放射治疗，采用螺旋 CT 扫描方式治疗肿瘤。对于病灶较多、形态不

规则及特殊解剖部位的肿瘤具有一定的剂量学优势，如头颈部肿瘤、全身多处转移、全脑全脊髓放疗等，通过一次连续性照射即可完成对单个大范围肿瘤靶区或多个靶区的治疗。②射波刀属于立体定向放射治疗的一种，具有病灶中心高剂量，周围剂量迅速跌落的剂量分布特点，治疗范围精确、误差小，精

放疗设备多，选择看情况

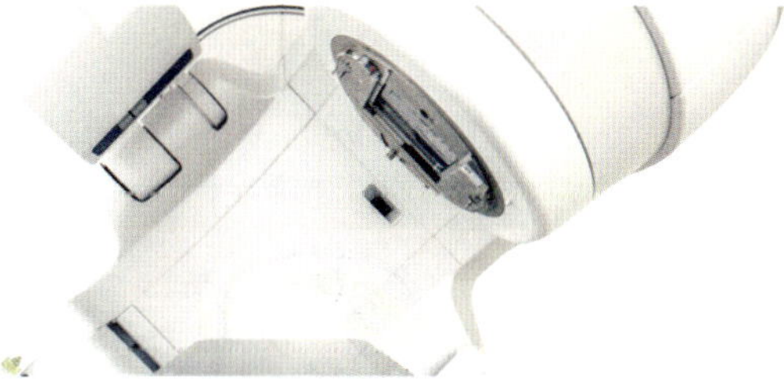

调强放疗

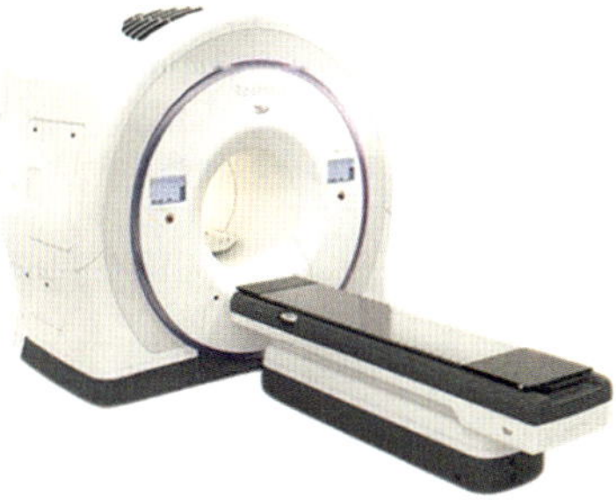

TOMO刀

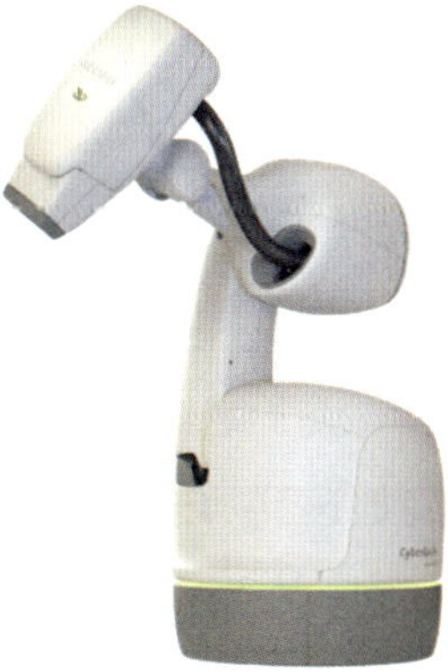

射波刀

准杀伤肿瘤，起到类似外科手术的效果。③调强放疗是一种精准放疗的实现方式，靶区不仅有更好的适形，还能够调整靶区内部剂量分布及强度变化，提高肿瘤内部接受放疗的剂量均匀性，减少周围正常组织受照剂量，提高肿瘤控制率及生存率，改善患者生存质量。

质子治疗是什么

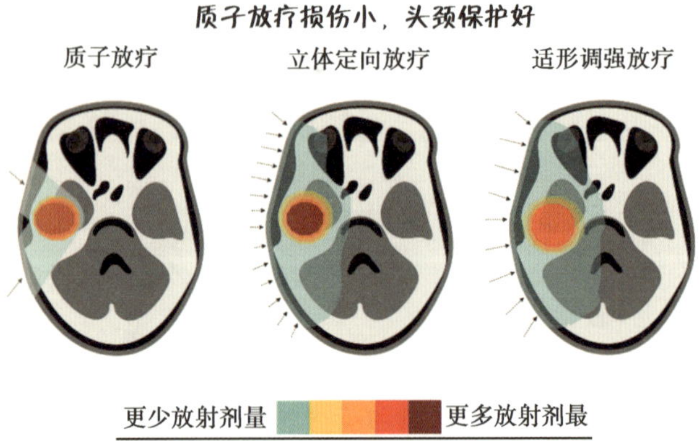

质子是一种带有正电荷的亚原子粒子，经过回旋加速器加速形成质子束射入人体组织，杀灭肿瘤细胞。在到达肿瘤病灶前，质子束释放的能量较少，一旦到达病灶，会在瞬间释放比常规放疗更大的能

量，形成一个高峰——布拉格峰，实现对肿瘤的准确打击。之后能量迅速衰减，大大减少了对周围正常组织的伤害。

重离子放疗是什么

重离子放疗是利用重离子（通常是碳粒子）进行的放射治疗，通过粒子加速器将重离子加速到高速，形成具有强穿透力的电离射线。重离子具有特殊的布拉格峰物理学特性，能够在肿瘤处释放有效剂量，同时极大减少对周围正常组织的辐射剂量。然而，与质子放疗不同的是，重离子在布拉格峰迅速下降结束时还存在一个较长的低剂量尾区，这可能增加肿瘤周围正常组织接受低剂量照射的风险，可导致不良反应增加。

放疗期间须配合化疗吗

放疗是一种局部治疗手段，化疗是全身治疗手段。放疗期间同步化疗可以使肿瘤细胞增殖周期同步，增加放疗对肿瘤细胞的杀伤效果，同时化疗药物也可以直接杀死肿瘤细胞。对于不能手术的局部晚期头颈部鳞癌患者，放化疗联合是根治性治疗的最主要方式。对于头颈部肿瘤术后患者，若手术切缘阳性、近切缘或淋巴结有包膜外侵犯等，需要术后同步放、化疗。

什么是靶向治疗

靶向治疗是一种针对具有明确致癌位点的肿瘤在细胞分子水平，通过特定药物与特异性癌位点结合，使肿瘤细胞特异性死亡。由于不同部位和病理类型的恶性肿瘤的致癌位点存在差异，所使用的靶

有靶打靶，无靶免疫

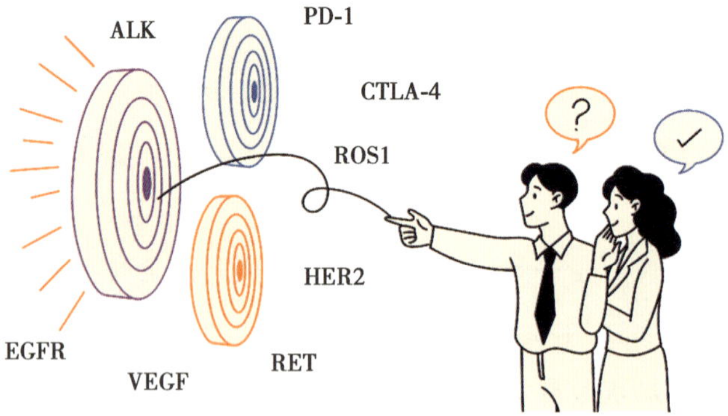

向药物也各不相同。研究表明，头颈部肿瘤中表皮生长因子受体（EGFR）的高表达与肿瘤的侵袭、复发和远处转移密切相关。针对该靶点的靶向药物西妥昔单抗已被美国食品药品管理局（FDA）批准，用于局部进展期头颈部肿瘤联合放疗使用，也是复发或转移性头颈部肿瘤治疗的一线药物。

什么是免疫治疗

免疫治疗是一种利用人体自身免疫系统来治疗疾病的方法。其目标是增强或恢复免疫系统的功能，使其更有效地对抗肿瘤。有几种常见的免疫治疗方法：①检查点抑制药，一些肿瘤细胞可以利用身体的自我保护机制，通过特殊的“检查点”阻止免疫系统的攻击。检查点抑制药的作用就是打破这个阻碍，唤醒“沉睡”的免疫系统。②细胞免疫疗法，这种疗法通过从患者体内提取免疫细胞，经过特殊处理后再重注体内，更能识别和攻击肿瘤细胞，从而增强治疗效果。③疫苗疗法，类似于传统疫苗，能够激发免疫系统产生对抗病毒或肿瘤的反应。其目的是让免疫系统永远“记住”并持续对抗异常细胞。免疫治疗的优势包括不良反应更少、适用性更广和疗效更持久。免疫治疗是一种潜力无限的疗法，但值得注意的是，其并非适用于所有患者，目前仍然需要不断的研究和改进。

免疫细胞杀肿瘤，科学使用遵医嘱

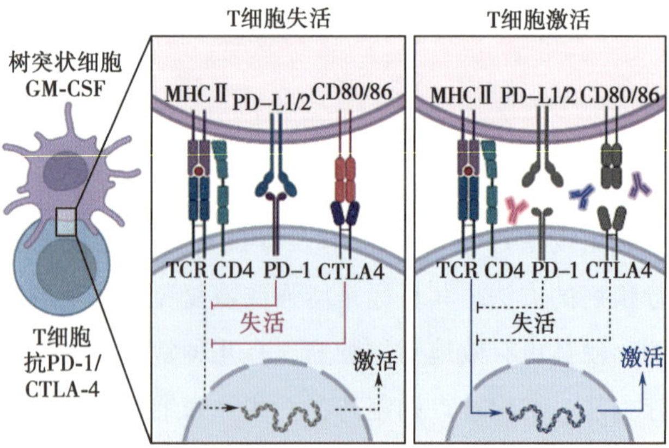

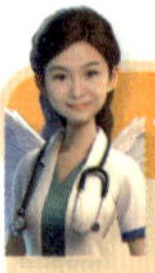

专家有话说

历经百年发展，现代肿瘤放疗已经实现了三个精准：形状精准、剂量精准、生物精准。放疗如同“巡航导弹”般精准制导，在最大限度杀灭肿瘤的同时，最大限度减轻了患者的不良反应。

PART 2

了如指掌 头颈部肿瘤认知

头颈部肿瘤是一类差异性极大的疾病，其治疗方式也需要根据不同的解剖位置、病理类型、患者的一般情况等多方面因素来进行决策。让我们走进本篇，深入了解。

如何远离头颈部肿瘤

预防头颈部恶性肿瘤，建议大家做到以下五点：①保持良好的饮食习惯，戒烟、限制酒精摄入，勿咀嚼槟榔，注意口腔清洁卫生，少食用腌制品，食用新鲜多样化食物，保证营养均衡；②避免接触有毒有害物质，如长期紫外线照射、化学污染以及致癌物质等；③进行疫苗接种，部分口咽癌等头颈部肿瘤与 HPV 感染相关，进行 HPV 疫苗接种可以有效降低感染的风险；④养成健康的生活方式，规律作息，适当锻炼，促进新陈代谢，增强自身免疫力；⑤定期体检，注意头颈部位异常体征，如淋巴结肿大、新生物等，开展头颈部肿瘤的筛查，发现异常情况尽早诊疗。

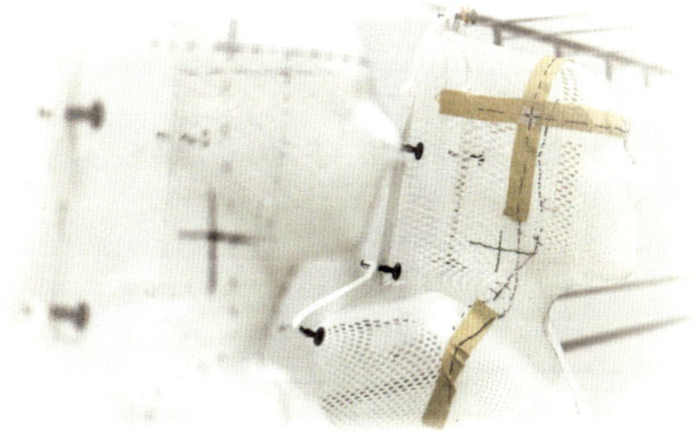

什么是头颈部肿瘤的癌前病变

癌前病变顾名思义是癌变的前期阶段，通常是指由正常组织向恶性病变过度的中间阶段，如口腔黏膜纤维化、口腔黏膜白斑与红斑、喉乳头状瘤与声带白斑等均是最常见的癌前病变，进行组织活检病理学检查是诊断癌前病变的金标准。

癌前病变不可怕，定期体检提防它

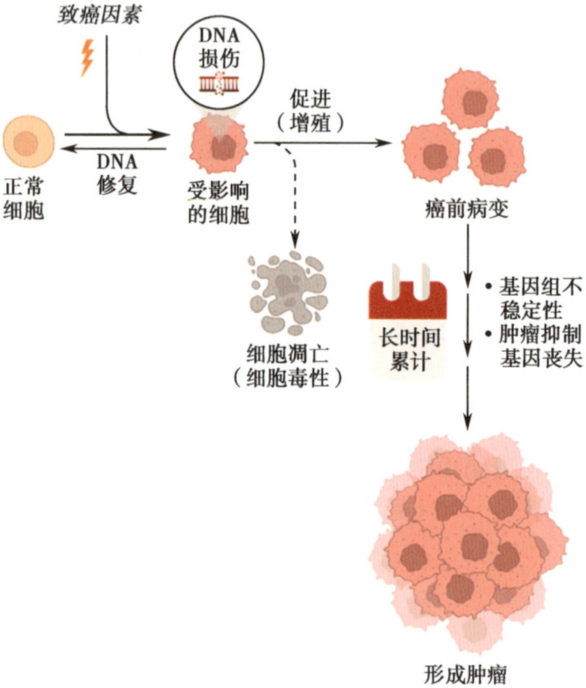

头颈部肿瘤会传染吗

头颈部肿瘤不具有传染性，但诱发头颈部肿瘤的某些病因可能会传染，如鼻咽癌与 EB 病毒感染相关，部分口咽癌与 HPV 感染相关，这些可能诱发肿瘤的病毒可以通过飞沫、血液等途径传播。但是，发现 EBV 或 HPV 感染也无须过度焦虑。单一的病毒感染一般不会引起身体不适，也不一定诱导癌症的发生，癌症的发生除了病毒感染、环境等外在因素，还有遗传等多种因素通过长时间的作用，才能引起多种基因的异常改变，导致癌变的发生。此外，我们也可以通过使用公筷、养成良好的个人卫生习惯、接种 HPV 疫苗等来预防病毒感染。

鼻咽癌可以治愈吗

整体来说，分期越早，治愈率越高。Ⅰ期鼻咽癌患者通过单一的放疗就可以实现 95% 左右的治愈率；Ⅱ期患者通过放疗或者放、化疗也可以达到 90% 左右的治愈率；Ⅲ～ⅣA 期患者通过放疗为主的综合治疗 5 年生存率在 80% 左右；而有远处转移的鼻咽癌（ⅣB 期）如为寡转移或对药物治疗有效也可以获得不错的疗效。

鼻咽肿瘤疗效好，决定治疗要趁早

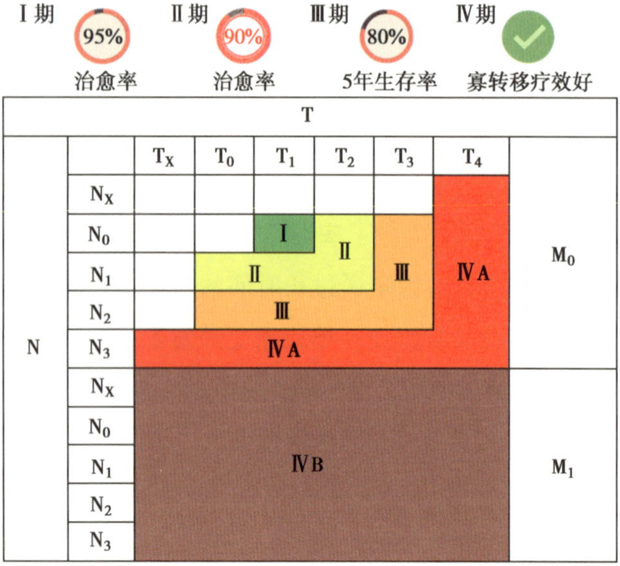

得了头颈部恶性肿瘤，选择手术还是放疗

得了头颈部肿瘤，首先要区分是良性肿瘤还是恶性肿瘤。良性肿瘤主要采用手术治疗；恶性肿瘤

则需要根据部位、肿瘤分期、病理类型以及患者一般情况来决定治疗方式。鼻咽癌绝大部分为低分化或未分化鳞癌，局部解剖结构复杂且对放射线敏感，初诊患者均不考虑手术而应选择放射治疗。口咽、喉咽鳞癌的手术治疗可能引起功能障碍，应该经多学科综合治疗团队的评估后确定治疗方式。非鳞癌的头颈部肿瘤（如软组织肉瘤、骨肉瘤、腺样囊性癌等）因为肿瘤对射线欠敏感，故首选手术治疗；不适宜手术者，建议采取以放疗为主的综合治疗。头颈部肿瘤术后患者，如存在复发转移高危因素，积极推荐行术后放（化）疗。

鼻咽癌患者为什么要做鼻咽冲洗、泡洗

在放疗期间和放疗后，为什么医生都会建议患者进行鼻咽部冲洗呢？原因主要有以下几点。①保持局部清洁卫生，增强放疗敏感性。鼻咽部肿瘤在放射线的作用下会逐渐缩小，甚至出现坏死脱落，并伴随一些分泌物，如不进行冲洗，容易产生细菌，出现鼻腔异味，甚至引起感染。分泌物覆盖容易引

起局部肿瘤的乏氧，影响治疗疗效；鼻腔冲洗可以将鼻腔和鼻咽部的坏死组织和分泌物冲洗干净，增强放射治疗敏感性。②减少局部炎症和粘连。放射治疗会引起鼻咽部和鼻腔黏膜的损伤，出现充血水肿，分泌物增加，甚至引起鼻窦炎，规律冲洗可以减少局部的炎症，减少粘连。③促进黏膜修复，减少坏死。放疗后肿瘤消退，鼻咽部黏膜干燥，进行鼻腔冲洗有助于改善干燥，并保持鼻咽黏膜清洁卫生，降低后期鼻咽部黏膜出现坏死的风险。

鼻咽冲洗易操作，减少炎症促修复

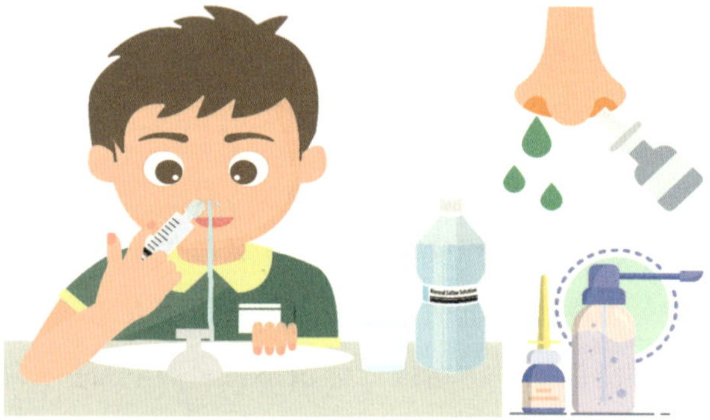

鼻咽癌和 EB 病毒感染有什么关系

鼻咽癌和 EB 病毒（EBV）感染有着非常密切的关系，在鼻咽癌高发区域，几乎所有的鼻咽癌患者都有 EBV 感染，其中绝大部分感染发生于婴幼儿时期，但只有极少感染者罹患鼻咽癌。EBV 主要通过唾液传播，感染人体后，侵入 B 细胞，可以产生相关早期抗原，并且进行病毒复制，释放病毒颗粒，潜伏期一般无明显症状。感染 EBV 后，急性期一般会产生抗 EB 病毒壳抗原的 IgG、IgM 等抗体，但非鼻咽癌患者较少产生 IgA 类早期抗体（VCA–IgA）。而在鼻咽癌患者中，EBV 相关抗体如 VCA–IgA 和血清中的 EBV DNA 常会升高，多用于鼻咽癌的筛查及疗效评估。除外 EBV 感染外，鼻咽癌发病还与遗传易感基因、饮食因素、环境因素等相关，是一个多因素参与的多阶段复杂演变过程。

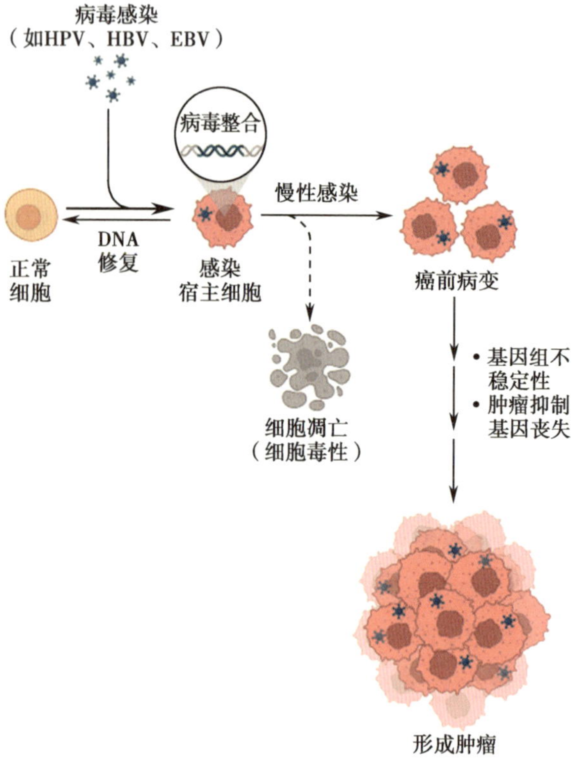
病毒感染
（如HPV、HBV、EBV）
病毒整合
慢性感染
正常
细胞
DNA
修复
感染
宿主细胞
癌前病变
细胞凋亡
（细胞毒性）
• 基因组不
稳定性
• 肿瘤抑制
基因丧失
形成肿瘤

鼻咽癌和鼻炎有关系吗

鼻炎主要是因为过敏原、细菌、病毒等病原体感染，导致鼻咽黏膜发生的炎症性病变，如黏膜的充血水肿，主要表现为鼻塞、流涕等症状。鼻炎在正常情况下一般不会发展为鼻咽癌，两者的发病机制完全不同，但如果患者有鼻炎，又合并易感鼻咽癌的高危因素，局部炎症的长期反复刺激也可能引起鼻咽癌。

EBV病毒与鼻炎和鼻咽癌关系密切

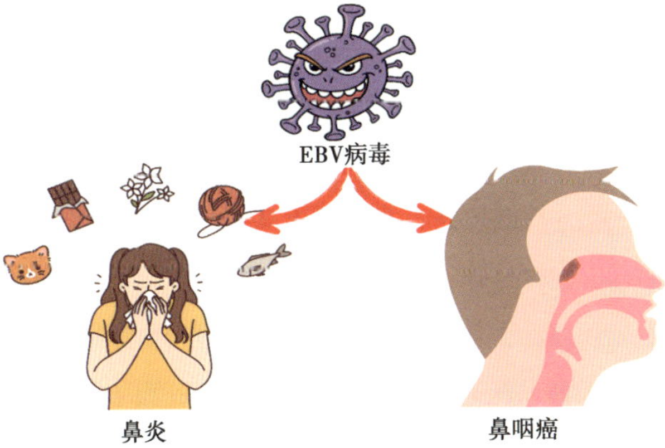

哪些鼻腔鼻窦癌患者手术后要放疗

鼻腔鼻窦癌包括鼻腔癌、上颌窦癌、筛窦癌、蝶窦癌和额窦癌，以上颌窦癌最常见。手术治疗是鼻腔鼻窦癌的首选治疗方式，对于不适宜手术的患者建议采用放疗为主的综合治疗。手术以后，哪些患者需要进一步采用放疗？目前的建议是，如果是局部晚期或者术后有高危因素的患者，建议行术后放疗。此外，腺样囊性癌通常要进行术后放疗。

老年人得了鼻咽癌能治疗吗

老年人得了鼻咽癌是可以治疗的。提出这样的问题往往是因为担心老年人合并呼吸系统、循环系统等慢性基础疾病，身体状况欠佳，无法耐受放疗。实际上，放疗作为一种局部治疗手段，对全身的影响较小。老年鼻咽癌患者可以根据个体情况，制订个性化治疗方案，并在接受抗肿瘤治疗的同时，积极监测及治疗基础疾病。

口腔癌、口咽癌与 HPV 病毒感染相关吗

有一部分口腔癌与口咽癌与 HPV 感染相关。HPV 具有嗜上皮性，感染后可引起皮肤、黏膜增生性病变。引起口腔癌、口咽癌的主要是黏膜高危型 HPV，包括 HPV16、HPV18，尤其是 HPV16，能够引起口腔黏膜上皮内的乳头瘤样增生、疣状上皮病变和鳞状细胞癌。口腔、口咽感染 HPV 的常见途径有性传播、间接接触、母婴传播等。目前最为有效的预防 HPV 感染方法是接种疫苗，其中只有 9 价疫苗对口腔、口咽 HPV 相关肿瘤有预防作用。

什么样的口咽癌预后好

人乳头状瘤病毒（HPV）阳性的口咽癌患者治疗效果显著优于阴性患者。P16 免疫组化检测常作为 HPV 的替代标志物，因为二者具有高度的一致性。HPV 相关的口咽癌，与非 HPV 相关病变相比，患者局控率、生存率更高。

哪些口咽癌可以降低放化疗强度

相较于由烟酒等因素引起的口咽癌，HPV 感染相关口咽癌患者预后更好，被认为是一类特殊的头颈部鳞癌。因此，医生不但要建立独立的分期系统，还要制订“量体裁衣”式的治疗策略，降低放化疗强度，避免过度治疗。

HPV相关的口咽癌预后相对较好

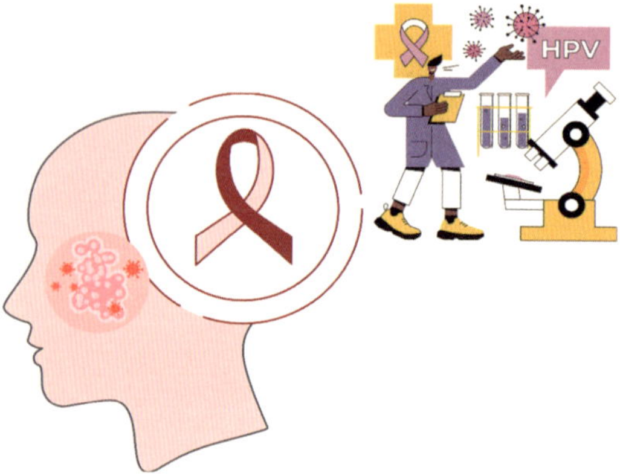

淋巴结有转移了，还能治好吗

头颈部淋巴引流丰富，头颈部肿瘤容易出现淋巴结转移，但并不等于是没救了。淋巴结转移可分为区域淋巴结转移和远处淋巴结转移，如果出现区域性淋巴结转移仍然属于局部转移的范畴，是有治愈希望的。如鼻咽癌颈部淋巴结转移瘤发生率超过70%，其中约80%合并区域性淋巴结转移的患者可实现治愈。

肿瘤复发转移了还能放疗吗

肿瘤复发转移了是否能进行放疗？需要根据具体情况具体分析。对于已经进行根治性放疗的部位，以及在短时间内肿瘤又出现了进展者，如果再做放疗可能会超过正常器官的耐受剂量，这两种情况不适合进行二次放疗。除此之外的情况，一般都可以进行放疗，尤其是复发和转移灶如果不在第一次放疗范围内，只要符合放疗原则，都可以再次进行放疗。

年老患者顶得住放疗吗

放射治疗作为一种局部治疗手段，年龄本身并不是主要的考量因素。对于年老患者，尤其是不适合手术和（或）化疗的老年患者，放疗是一种极好的治疗选择。通过放疗可有效控制病情进展，缓解病痛，并且放疗的全身反应通常较轻，多为照射野内的局部反应。近年来随着新型化疗药物及免疫治疗、分子靶向药物治疗的进展，与放疗联合能进一步提高患者疗效。

头颈部肿瘤患者吃饭喝水呛咳怎么办

头颈部肿瘤患者出现吃饭饮水呛咳，需要积极寻找病因。①排除呛咳其他诱因，如是否进食过快、咳嗽等引起呛咳，建议患者细嚼慢咽。②手术后的患者呛咳，要明确是否有喉返神经的损伤。③没有做过手术的患者呛咳，要考虑肿瘤是不是侵犯或者压迫神经，导致相应的症状，患者应该进行相关检查并积极采取治疗。④准备进行放疗的患者呛咳，若细嚼慢咽时仍然出现饮水呛咳，建议留置鼻饲管或者进行胃造口手术，改善营养状态，从而避免呛咳引起吸入性肺炎等并发症的发生。

少吃多餐细细嚼，吞咽困难要置管

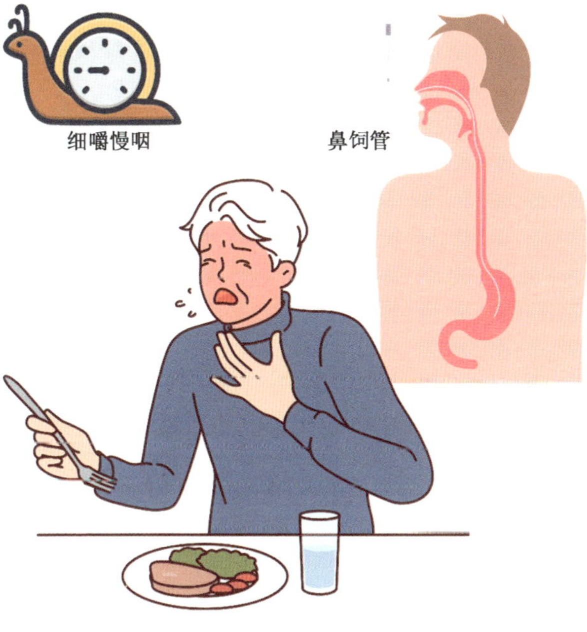

专家有话说

“知己知彼，百战不殆。”面对头颈部癌症，我们既不能掉以轻心，也不能“谈癌色变”，更不能讳疾忌医。只要我们能够充分认识，勇敢面对，科学诊治，就一定能够战胜病魔，重拾健康。

PART 3

何去何从 放疗前准备

“战前准备”是决胜千里的前提，面对强敌，知己知彼，有备无患。

早期头颈部肿瘤一定要“动刀子”吗

手术切除是除鼻咽癌之外的早期头颈部肿瘤最重要的治疗手段。但头颈部肿瘤毗邻重要器官，周围结构复杂，手术会难以避免地导致一些正常组织器官的损伤，降低患者的生活质量。

头颈肿瘤放疗佳，保留功能预后好

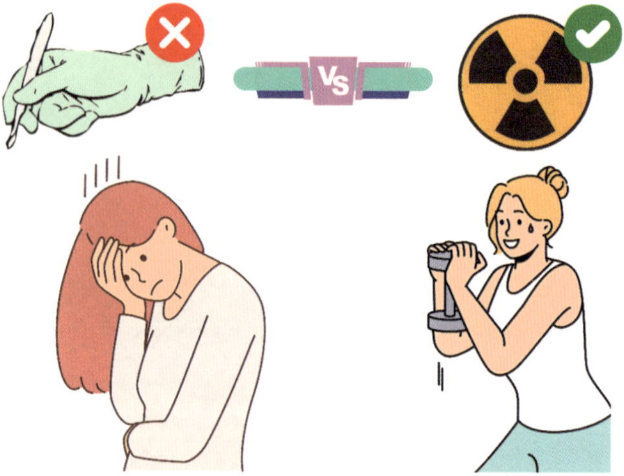

随着精准放疗技术的快速发展和普及应用，早期口咽癌、喉癌经过根治性放疗，不仅可以取得与

手术相似的肿瘤控制率，而且可以保留外观容貌，保留重要器官的功能，保障患者的生活质量。特别是对早期声带癌，根治性放疗可获得与激光手术相似的治愈率，但患者的声音质量更佳。

鼻咽癌是可以通过放疗治愈的恶性肿瘤之一，而手术只是作为局部复发、残留患者的挽救性治疗手段。

什么情况下要补充术后放疗

头颈部肿瘤治疗方案的制订需要综合考虑肿瘤的分期、病理类型以及手术情况。早期头颈部肿瘤患者手术完整切除以后，如果没有高危因素，定期随访即可。而对于肿瘤分期比较晚、且没有远处转移的患者则需要在手术后积极补充放疗。此外，有些患者手术后的病理报告显示手术切缘不净、病理类型分化程度差、原发灶体积大、淋巴结转移个数多、脉管侵犯及神经侵犯的情况，需要补充术后放疗。唾液腺的腺样囊腺癌容易沿着神经侵犯，哪怕手术完全切除了病灶，也需要术后放疗。

手术之后多久放疗呢

头颈部肿瘤患者手术后放疗通常在手术后 4～6 周进行，但具体时间可能受手术恢复情况、肿瘤类型和分期、患者身体状况等多种因素的影响，须要医生综合评估决定。

手术以后要检查，综合考虑遵医嘱

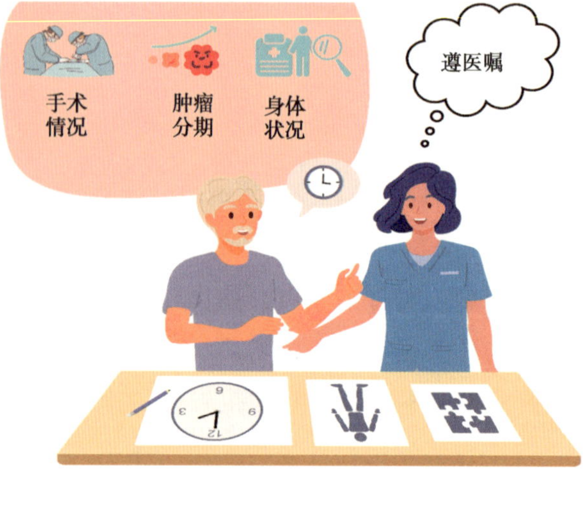

术后放疗对疗效有何影响

头颈部肿瘤患者术后放疗能减少复发，提高治愈率，最大限度保护正常器官功能。但术后放疗并非适用于所有头颈部肿瘤患者，治疗前需要充分评估风险和收益。

根治喉癌和保留发声功能能否兼得

早期声带癌经过放疗是可以痊愈的，并保留喉部功能。早期喉癌的治疗既可以手术，也可以放疗，放疗的疗效等同于手术，国际指南中放疗与手术是同等推荐级别。但放疗能最大限度保留喉部的完整性及发声功能。

放疗的具体流程是什么

头颈部肿瘤放疗的具体流程有以下六个方面。①确定放疗方案：医生根据患者的病情，确定放疗方案，签署知情同意书。②体位固定：根据患者肿

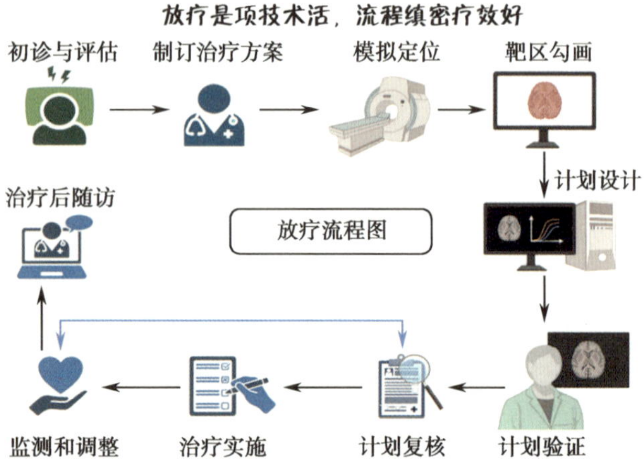

瘤部位制作体位固定模具，以患者感觉舒适为主，以保证每次放疗的体位重复性，保证照射的准确性。③ CT 扫描及靶区勾画：在 CT 模拟定位机上，获取患者肿瘤及其周围器官组织详细的影像数据，医生在放疗专用电脑软件上详细勾画肿瘤靶区和需要保护的正常器官。④放疗计划设计：物理师根据医生的要求来优化照射剂量分布，医生确认后，物理师把计划传输到加速器。⑤体位验证：放疗之前，再次确认患者的体位和肿瘤位置是否与放疗计划一致。⑥开始放疗：患者进入加速器机房，在技术员指导下完成照射体位固定，确认无误后开机放疗。

放疗前都需要做哪些检查

在放疗前，需要进行身体全面检查，以评估患者的身体状况、肿瘤部位，确定放疗的可行性。①影像学检查：通过 CT 扫描、超声波检查、磁共振等项目，判断肿瘤的位置、大小以及淋巴结转移的情况，从而确定放疗的范围。②血液生化检查，包括血常规、肝肾功能、血糖、电解质等，以便于综合评估患者的健康状态。③心电图检查：评估心脏功能。④营养评估：评估患者的营养状况，以便于饮食调整。

这些检查可以帮助医生了解患者的身体状况，确保放疗的顺利进行，同时也可以预防和减少放疗后可能出现的不良反应。

放疗之前要检查，身体功能恢复好

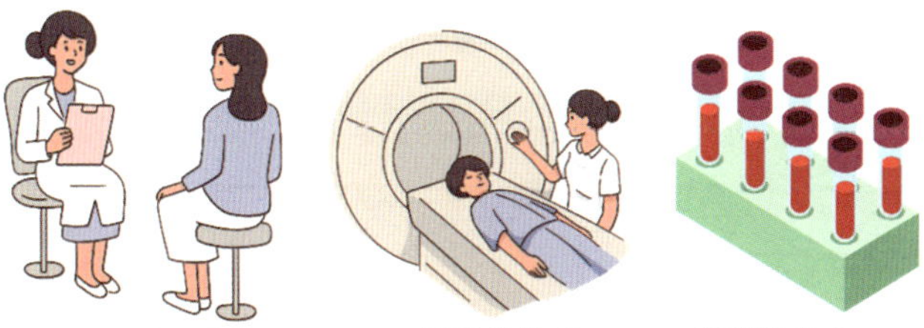

全面医学评估　　影像学检查　　实验室检查

放疗需要几个周期

头颈部肿瘤的放疗通常需要 1 个疗程连续进行，1 周照射 5 次，放疗总次数根据肿瘤的类型和治疗目的而定，持续时间为 5～7 周。

放疗一周分五次，周末休息养身体

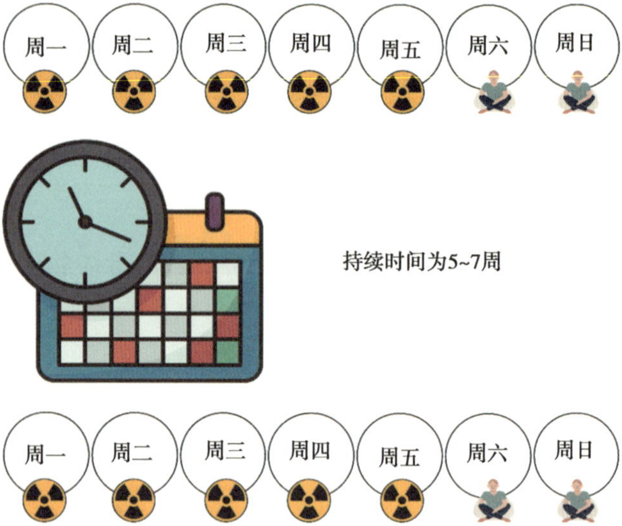

放疗前为什么要理头发

头颈部肿瘤患者放疗前需要理短发。首先，放疗周期较长，短发有助于保持头部清洁和干燥，以避免感染和皮肤疾病。其次，放疗会损伤毛囊，导致脱发，如果不理短发，脱发过多会导致面罩的固定效果变差，影响照射精度。

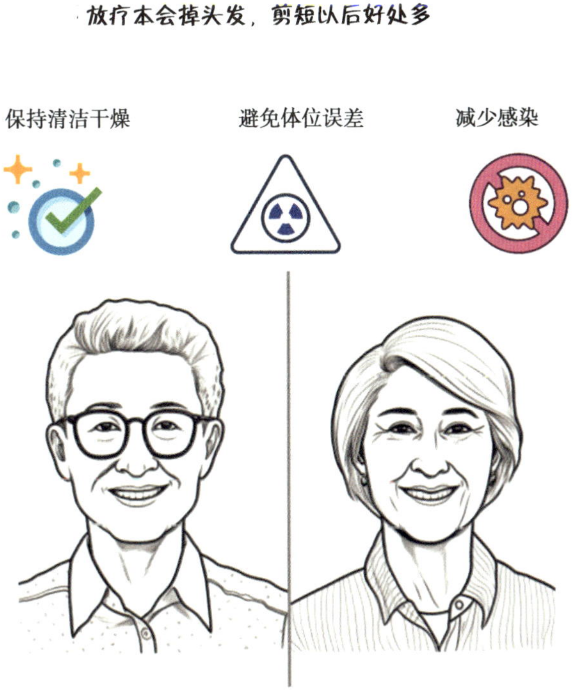

鼻咽癌放疗前为什么要看牙医，拔掉烂牙

鼻咽癌放疗前要看牙医，拔掉坏牙，主要是因为如下三点。①避免感染扩散：鼻咽癌放疗过程中，口腔不可避免受到照射。如果存在龋齿、牙周炎等，可能会导致炎症进展。②有利于口腔清洁：头颈部肿瘤放疗时，唾液腺不可避免受到照射，导致唾液分泌减少，加重原有的口腔问题，放疗前进行坏牙的拔除，会降低感染风险。③预防颌骨骨髓炎：鼻咽癌、口咽癌、口腔癌患者放疗时，下颌骨受到了较高剂量的照射，此时再拔牙容易导致创面不愈合，下颌骨坏死。所以烂牙提前拔掉会避免下颌骨坏死的风险。

放疗之前查口腔，龋齿坏牙建议拔

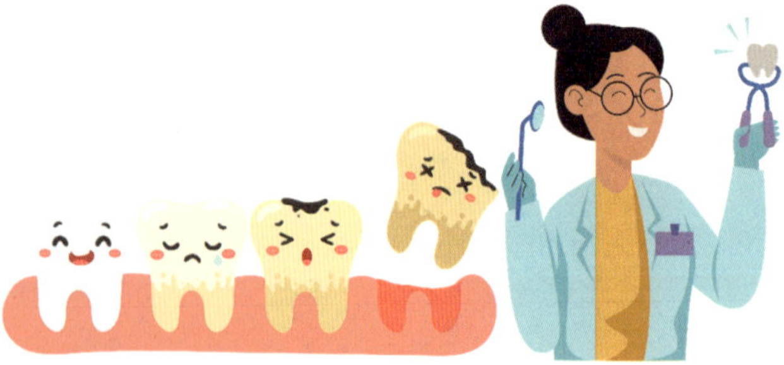

CT 和磁共振检查一样吗

CT 和磁共振检查是两种完全不同的检查方式，它们在成像原理、检查时间、放射性、适用病症以及检查要求等方面存在很多差异。①成像原理：CT 是 X 线穿透人体后，人体组织吸收射线而呈现不同密度的图像。磁共振扫描没有辐射，通过磁场扫描产生图像。②检查时间：CT 检查时间短，速度快，而磁共振检查时间长，速度慢。③放射性：CT 检查具有放射性，而磁共振检查没有放射性。④适用病症：CT 对患者急性出血、骨骼钙化等方面显示很清晰，可诊断出病变部位的骨化、钙化、骨畸形等。磁共振在检查中，对患者的神经系统、头、颈椎、胸椎、腰椎及四肢部位有很大的优势，不仅可以显示出患者的病变组织，还可以反映出患者活体组织功能等。⑤检查要求：磁共振检查要求更严格，体表和体内有金属物品会影响检查能否进行。

总之，CT 和磁共振各有其特点和优势，需要根据具体情况选择合适的检查方法。

放疗检查按需选，CT共振有特点

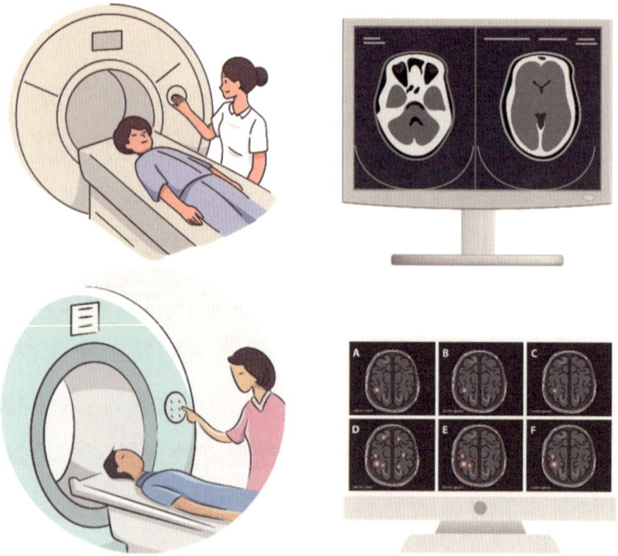

放疗前还要做什么准备呢

放疗前还要做的准备有如下六点。①告知医生病史：向医生详细描述现有的症状、既往病史、手术史、服药情况等。②戒烟戒酒：治疗前要戒除烟酒以及其他不良习惯。③保持身体状态良好：放疗前要保持身体健康状态良好，如有贫血、营养不良等应先进行纠正。④心理准备：放疗前患者要了解放疗目的、过程、可能出现的不良反应等，以便做好心理准备。⑤衣物准备：放疗期间患者要穿比较宽松的衣物，避免穿紧身衣或者带金属饰品的衣物，以免对放疗部位造成损伤。⑥饮食准备：放疗期间需要进食高质量易消化的食品，避免辛辣、油腻、刺激性食物，同时患者也要保持足够的水分摄入，以保持口腔黏膜湿润。

放疗准备不复杂，按照要求准备佳

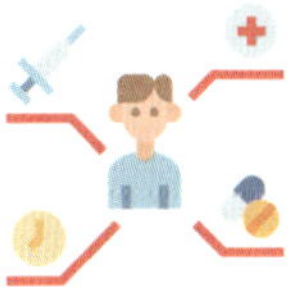

告知病史

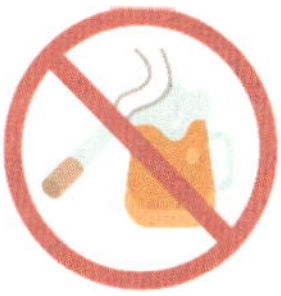

戒烟戒酒

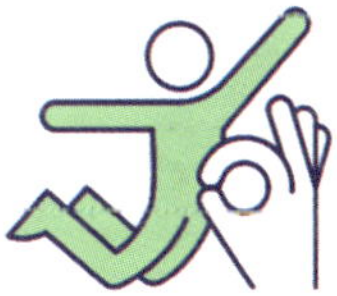

保持身体状态

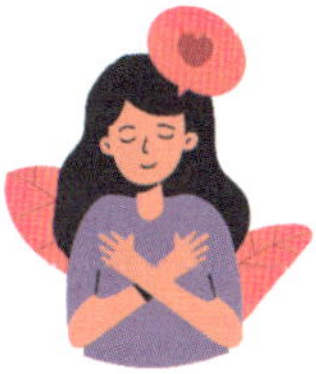

调整心态

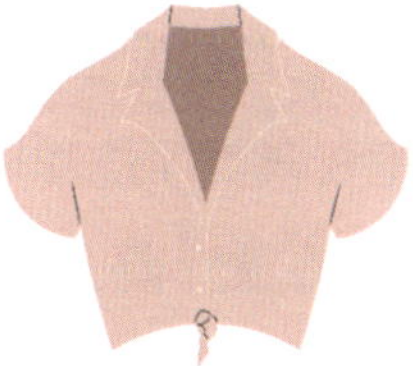

宽松有领衣服

忌食辛辣

做放疗定位时，我应该怎么配合

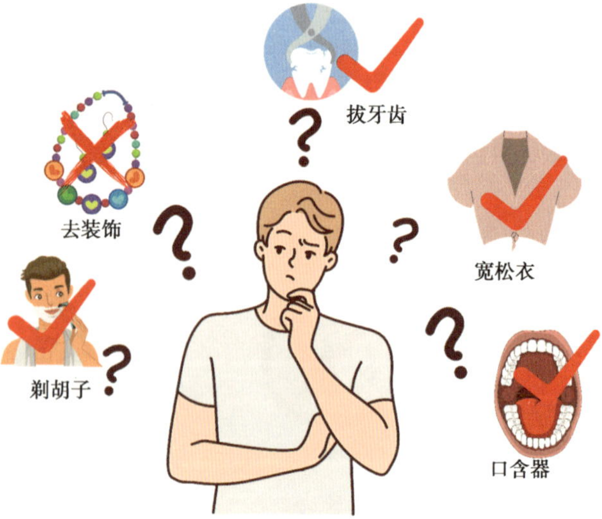

头颈放疗定位前，患者首先要将头发剪短（男性最好剃掉长胡子），不要佩戴项链耳环等饰品。如果有龋齿等口腔问题，要在放疗前去口腔科进行检查，提前处理坏牙。同时建议患者购买几件相同的轻薄、纯棉、柔软、宽松、易于穿脱的低领开衫衣服，以备CT扫描定位时穿着，并且在放疗期间都穿着同样的衣服，保持固定的一致性。如果进行口腔部的放疗，放疗前医生会为你制作或者购置一款适合你口型的口含器，定位时记得佩戴该口含器。

口腔里垫一个口含器是做什么的

口腔癌进行放射治疗时，通常会让患者在口里含一个口含器。基本原理就是把舌面与上方的硬腭分开，目的是减少舌体或者硬腭的照射剂量，减少黏膜反应。可采用个体化的口含器，根据肿瘤部位，将上腭、舌、口底等活动部进行固定或者隔离，减少射线对这些部位的照射，保护黏膜、味蕾和小唾液腺，减轻患者痛苦，同时可提高放疗的精度。口含器通常是由柔软的、可塑形的材料制成，无毒无害，可以适应口腔的形状和大小。

什么是剂量补偿胶

射线进入人体时，随着穿射距离的增加，剂量先由低到高，然后衰减，在浅表区域导致局部照射剂量不足，从而影响浅表肿瘤的治疗效果。为了提高体表肿瘤的照射剂量，比如皮肤恶性肿瘤，在放射治疗时需要用组织补偿胶进行填充，以提高该部位的剂量。补偿胶的材质通常为硅胶，柔软且与放疗部位皮肤接触紧密，提高皮肤表面剂量。

放疗前做的面罩有什么用？能罩得松一些吗

面罩的主要作用是帮助患者保持体位固定不动，保证每次放疗位置的一致性。面罩是热成型材料，成型后与患者的颜面部、颈部体表轮廓高度贴合，以便于获得最好的固定效果，确保放疗的准确性。放疗前患者应该与主管医生进行沟通，了解面罩的使用方法和注意事项。如果面罩过于松动，就不能起到良好的固定作用，影响放疗的精度和安全性。放疗期间由于患者的体重变化，面罩可能会出现变松或者变紧，患者要及时与主管医师联系，对面罩进行调整。

放疗面罩需固定，定位准确疗效好

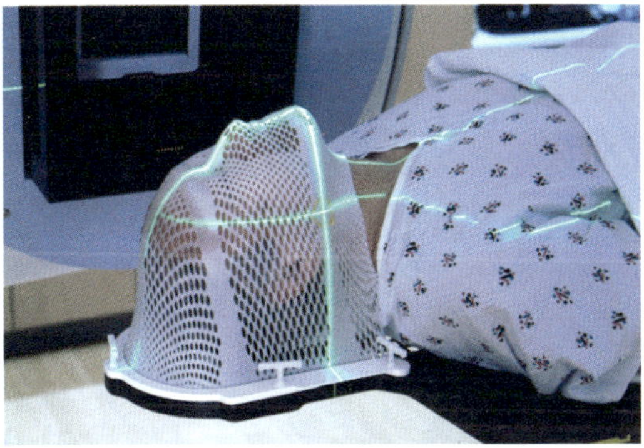

为何定位后不马上开始放疗

放射治疗前需要先对患者进行体位固定，然后进行 CT 定位扫描。临床医生需要在专业电脑里对每一层 CT 图像勾画出肿瘤靶区、需保护的正常组织，不同的病种及病情，靶区复杂度不同，勾画靶区需要的时间不同，靶区勾画结束后，临床医生需要把肿瘤组织照射剂量、正常组织限制剂量告诉物理师，由物理师在专业电脑软件上设计出理想的剂量分布，确保肿瘤区域获得足够高的剂量，同时尽可能降低邻近的正常组织剂量。物理师完成计划后又会通知放疗医师来审核确认，如果达不到医生要求，需要重新设计剂量分布，直到医生满意为止，然后通知患者进行位置验证，才能开始放疗，所以需要等待一定的时间。

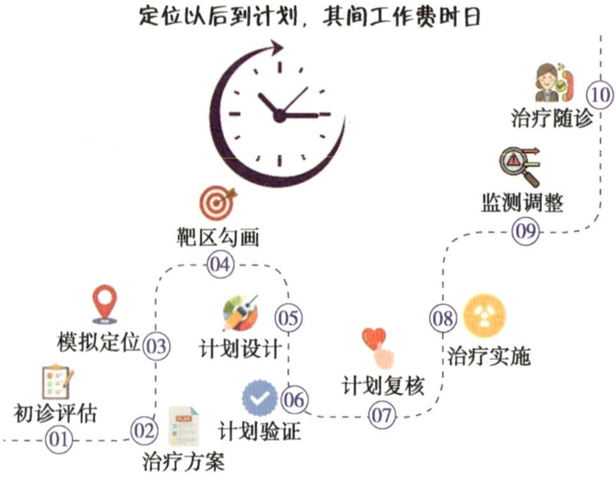

什么时候需要气管切开？影响放疗吗

当咽喉肿瘤堵塞呼吸道，影响呼吸时，需要在放疗定位前进行气管切开，以防止窒息。有些咽喉肿瘤手术后要常规进行气管切开，然后进行术后放疗。气管切开术是一种切开颈段气管，放入金属气管套管或硅胶套管，目的是确保呼吸道通畅，防止窒息。需要注意的是，气管切开术是一种有创手术，只能在严格的医疗条件下进行。医生根据肿瘤的位置和严重程度进行评估和决策。

气管切开本身并不影响放疗，气管切开术主要是帮助患者保持气道通畅。气管切开后常规放置金属套管，但金属对射线有较大影响，套管周围组织剂量高，反应大，因此推荐更换为塑料套管。

气管切开需护理，放疗期间需注意

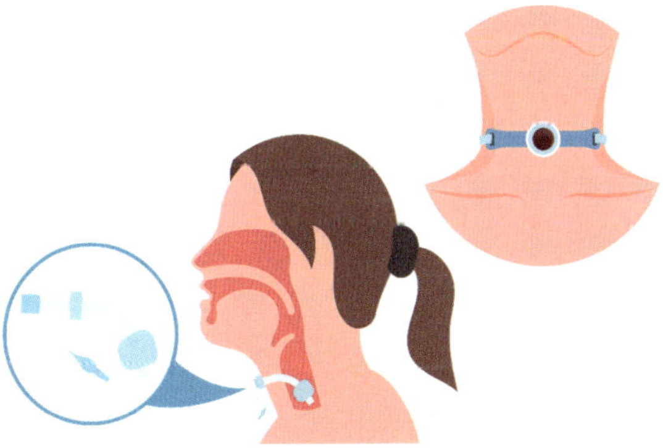

放疗期间无法吃东西怎么办

头颈部肿瘤患者放疗时通常会出现放射性口腔黏膜炎，影响进食，放疗部位不同，影响进食的程度不一致，可分别采取以下措施。①调整饮食结构：选择合适的食物，以清淡、易消化、高蛋白、低脂肪、全流质饮食，避免辛辣、刺激性食物。②改变进食方式：如果口腔黏膜受损严重，可以尝试鼻饲或胃造口管饲，或者通过静脉注射的方式补充营养。③激素＋维生素＋抗生素治疗：如果是由于放射性黏膜炎症引起的吞咽困难，可以使用激素＋维生素 B_2 进行治疗，合并感染者，可以加用抗生素。④镇痛治疗：由于口腔黏膜炎症引起的剧烈疼痛导致患者无法进食，这个时候就要按三阶梯模式给予镇痛治疗。⑤康复训练：在医生的指导下进行面部、吞咽、张口训练、舌咽喉肌的运动训练等，以改善吞咽功能。

诱导化疗后肿瘤明显缩小，还要放疗吗

诱导化疗不能作为单一的治疗手段，一般需要

与其他治疗方法相结合。如肿瘤缩小后可能会手术切除，或者进行放疗。肿瘤灶缩小了，并不代表肿瘤被根治了，如果不趁热打铁，肿瘤细胞会卷土重来。

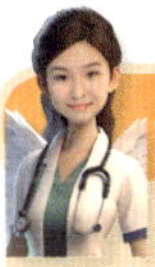

专家有话说

“不打无准备的仗”，要在抗癌斗争中获得胜利，就必须做好充分的“战前准备”。只要我们配合医务人员，了解放疗流程，并做好放疗前准备工作，就一定能够在抗癌斗争中抢占先机，争取胜利。

PART 4

有的放矢
放疗中注意事项

万事俱备，开始放疗，身体会有哪些反应？如何调理？早学早会，勇敢面对，迎接胜利。

放疗会掉头发吗

放疗是否会掉头发取决于放疗的部位。如果放疗的部位是头部，高能射线会损伤头皮和毛囊，导致头发脱落，这种脱发通常是暂时性的，放疗结束一段时间后，毛发会再生。

毛囊损伤本可逆，过度担心不可取

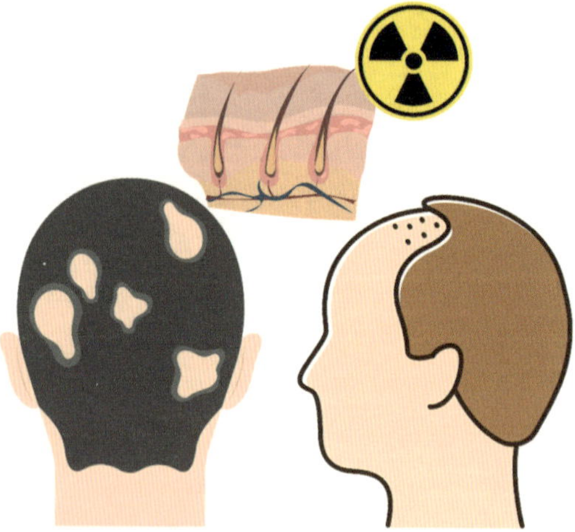

放疗会疼吗

放疗的原理是通过 X 线或其他特定的射线破坏肿瘤细胞的遗传物质（DNA），导致肿瘤细胞死亡，所以射线本身照在身上并不会有特别的感觉。但是因为射线具有穿透性，它在到达体内的肿瘤前会经过皮肤及其他正常组织和脏器，其辐射也会损伤这些正常组织细胞，可能会引起疼痛。

放疗引起黏膜炎，疼痛治疗要提前

口腔溃疡

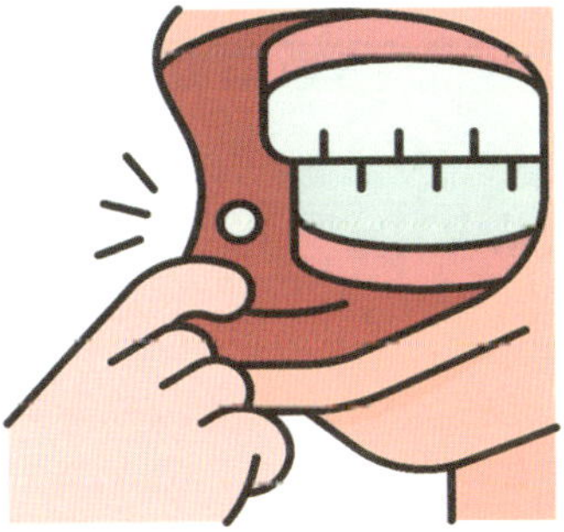

放射性皮炎

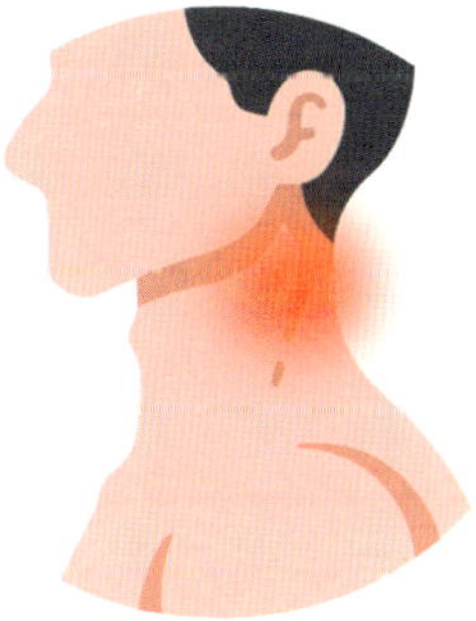

头颈部肿瘤放疗每次治疗需要多久

头颈部肿瘤放疗每次治疗时间与照射范围和采用的放射设备相关，大部分患者放疗 1 次的时间是几分钟至十几分钟不等。通常一个完整的常规疗程视情况不同需要做 20～35 次。常规放疗通常每天进行 1 次，每周放疗 5 天。因此，对于常规放疗来说，一次完整疗程的放疗通常是需要持续 4～7 周的时间。如果适合做 SBRT（立体定向放射治疗）或者 SRS（立体定向放射外科），接受照射的次数通常限制在 10 次以内。

治疗期间可以随便活动吗

现代放射治疗技术使得肿瘤靶区越来越精准，良好的体位固定是实施精准治疗的基础。就像我们打靶，固定靶要比移动靶容易打中。患者在放射治疗床上随意活动会影响放疗的精度，甚至导致漏靶。因此，治疗期间患者是绝对不能随便活动的。

放疗后头痛加重怎么办

放疗后头痛加重的原因有很多，包括肿瘤因素、治疗因素、其他合并症等。因此，放疗后头痛要及时与治疗医生沟通，让医生更全面地了解您的情况，并为您提供针对性的治疗建议。

放疗头痛需注意，随便吃药不可取

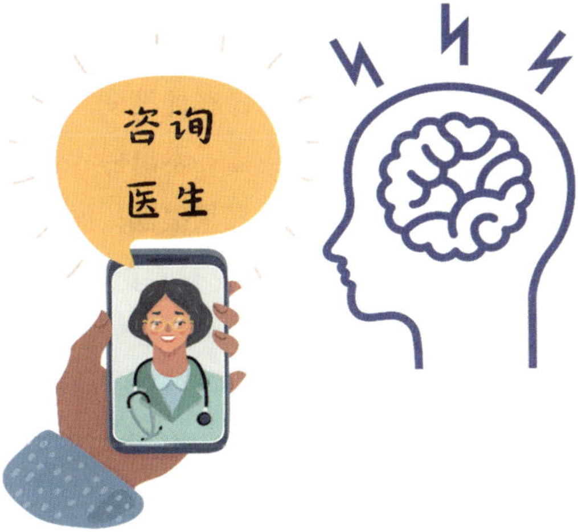

放疗后患者会有辐射影响他人吗

不少患者都会产生这样的担心：我受到的辐射会不会传递给周围的人，尤其是家里的小朋友？事实上，在外照射进行的过程中，加速器产生的高能射线只在经过身体的极短时间内对细胞产生作用，并不会使体内产生放射性的粒子。当加速器停止工作后，就不会有射线产生了，患者身体也不会带上任何辐射，因而不必担心对周围人产生辐射。

但是，对于接受内照射的患者来说，放射性的材料被密闭于植入材料内，植入肿瘤旁边或肿瘤内部。放射源植入后，植入材料在其天然的衰变期内将持续释放出射线杀伤肿瘤，在此期间，患者是有一定辐射性的。然而，这些粒子发出射线的射程非常短，能够到达皮肤表面的剂量很低，如果和该患者保持一定的距离，基本上接受不了多大的辐射。

常见放疗无辐射，植入放疗影响小

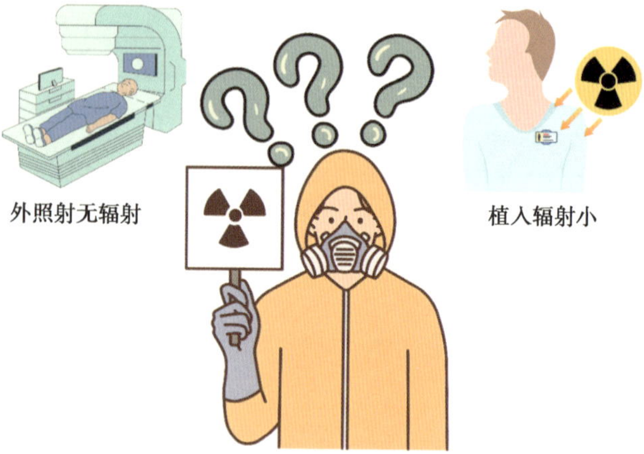

放疗期间可以洗头发、洗澡吗

放疗期间可以洗澡、洗头，但应避免刺激照射区域皮肤。由于接受放疗的部位局部的皮肤比较脆弱，通常会有皮肤干燥、瘙痒的感觉。如果使用刺激性的沐浴露、洗发水或者揉搓放疗部位，可能导致皮肤破损，容易继发感染。因此，放疗期间照射区域皮肤用清水冲洗即可，不要揉搓，同时要注意保护放疗用的标记线。

洗发洗澡要轻柔，切记不用吹风机

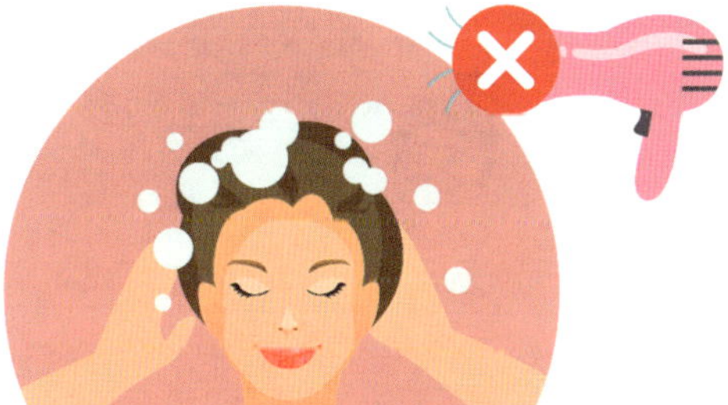

放疗期间能晒太阳吗

对于头颈部肿瘤的患者来说，放疗期间应该尽量避免晒太阳，要使用太阳伞、丝巾等物理措施避免阳光直射，因为头颈部的皮肤通常都在照射的范围内，常有皮肤损伤，而阳光中的紫外线会导致损伤加剧，引起皮肤破溃，严重者须暂停放疗，这样就影响治疗的效果了。

放疗皮肤怕刺激，太阳直晒不可以

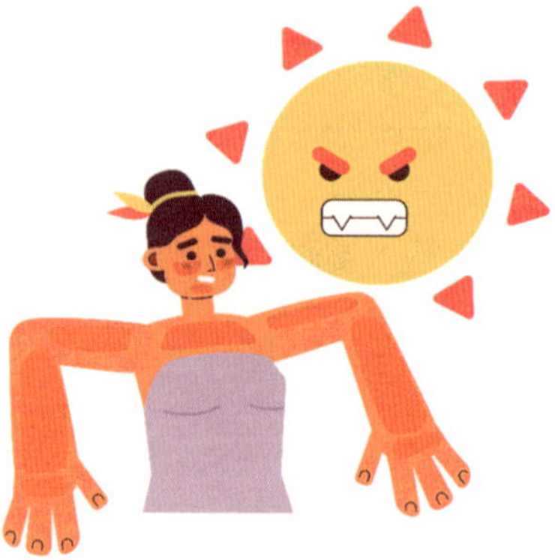

放疗会影响视力吗

头颈部肿瘤患者放疗后通常不会导致视力障碍，

但是对于位置比较特殊的肿瘤，如肿瘤邻近或者侵犯视神经、视交叉等视路结构的患者来说，为了完全杀灭存在的肿瘤细胞，视路结构可能受到较高剂量的照射，放疗结束后可能出现视物模糊、视力下降、视野缺损甚至偏盲的可能性。一旦出现视力变化，应尽早去正规医院检查和治疗。

放疗期间口干怎么办

头颈部肿瘤放疗期间，患者感觉口干主要是因为放疗导致唾液腺损伤，唾液的分泌量减少，唾液的成分和性质发生改变。对于放疗导致的口干，可以通过以下方法来处理：①保持良好的口腔卫生，在每日早晚刷牙的基础上，可以在饭后使用牙线清理牙齿间缝隙，并使用非刺激性的漱口水清洗口腔。②及时补充水分，面对口干最常见的解决方法就是喝水，但是不建议一次性大口喝水，小口达到湿润口腔的目的即可，也可使用人工唾液等人工替代品来缓解口干。③对于放疗期间口干的患者，应该注意饮食清淡、富含维生素，以流食或者半流食饮食为主，避免食用干燥、辛辣、刺激性或者油炸食物。

清洁口腔多喝水，饮食清淡防口干

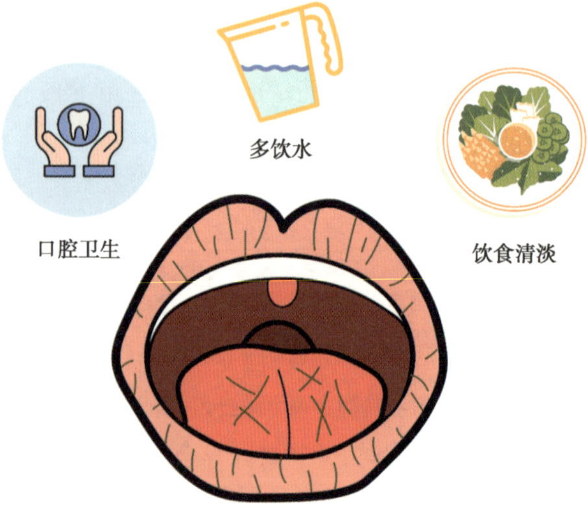

放疗期间吃东西感觉没味道、怪味道怎么办

头颈部肿瘤放疗患者，随着放疗剂量的累积，舌头上的味觉感受细胞受损、口干、口腔黏膜损伤等因素的共同作用会导致患者味觉受到影响。放疗

导致的味觉改变一般在放疗 2～3 周就会出现，至放疗结束时症状最重，结束后通常可以慢慢恢复。对于味觉减退的患者来说，可以通过适度增加食物中的调味品，或者食用一些口味比较重的食物，但是要注意不能食用重油、重辣的食物，以免对口腔造成刺激。对出现异味的患者，如口腔中自觉有金属味，就可以多吃蔬菜和新鲜水果，及时补充维生素和优质蛋白，并且保持良好的口腔卫生。此外，还应该多喝水，以减轻口中味道，并且注意细嚼慢咽，增加对唾液的刺激和食物中香味的释放，刺激味觉细胞。

放疗期间如何正确刷牙，清洁口腔

（1）口腔清洁用品准备：①准备软毛牙刷、含氟牙膏或者牙线、牙间隙刷、电动冲牙器。②漱口水：漱口水不应含有酒精（乙醇），常用生理盐水、1%～4% 碳酸氢钠液；药物性漱口水，包括抑菌类漱口水（如西吡氯铵含漱液、氯己定含漱液）、抗炎类漱口水（如地塞米松含漱液）、促进黏膜修复的漱口液等。

（2）刷牙：①晨起、进食后和睡前，使用软毛牙刷刷牙。②牙刷头小、宽度适中、刷柄长度合适，刷毛末端应进行过磨圆处理，细软、柔韧易弯，减少对黏膜的刺激；刷牙动作轻柔，顺着牙缝上下刷，每颗牙齿内外都要刷到，牙刷的刷毛一般覆盖 2～3 颗牙齿，至少刷 5～10 次，2～4min，最后刷舌头和上颚，用清水漱口，吐干净嘴里的泡沫残留物；冲洗干净牙刷，牙刷刷头朝上放置储存，每月至少更换 1 次牙刷，防止细菌堆积。③可采取合适的牙间隙清洁工具，如牙线、牙间隙刷、电动冲牙器等，清除牙间隙滞留的食物残渣和菌斑，注意避免损伤牙龈和黏膜；放疗期间、血小板减少或凝血功能障碍的患者应慎用牙线、牙签或洗牙器。佩戴假牙应确保舒适，如假牙松动，会刺激口腔黏膜，破坏黏膜完整性，应请口腔科医生处理。

（3）漱口：①每次进食后均要漱口以去除食物残渣，常用生理盐水漱口。②放疗期间会使用多种不同机制的药物漱口液，需要按照医生指导使用，不同机制的药物漱口液应至少间隔 30min。1%～4%碳酸氢钠液可以保持口腔清洁和碱性状态，每

90min 含漱一次。如抑菌类、抗炎类及促进黏膜修复的漱口水应至少含漱 1min，每次约 15ml，当口腔黏膜炎痊愈后应停止使用。

（4）其他清洁口腔注意事项：放疗期间患者应戒烟、戒酒、不咀嚼槟榔等，避免对口腔黏膜产生不良刺激。

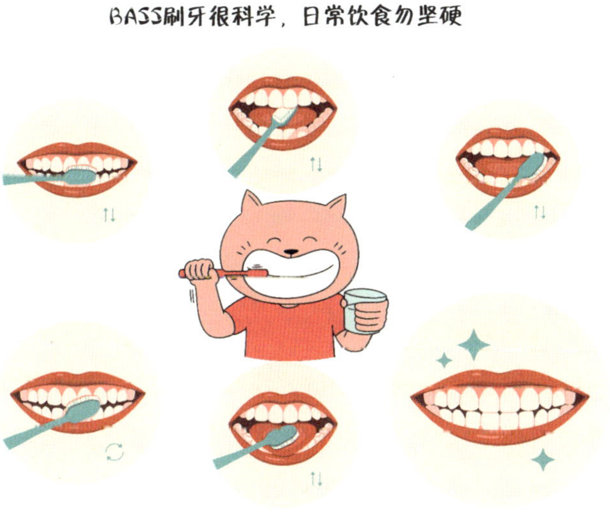

放疗期间口腔溃疡怎么办

放疗期间，没有办法完全避免口腔溃疡的发生，但是可以减轻口腔溃疡的严重程度。①放疗前口腔准备：放疗前去口腔科进行全面的口腔检查，如洁牙、拔除坏牙、治疗牙龈炎症等。②保持口腔清洁：早、晚餐后刷牙，进食后漱口，按照医生指导使用漱口水。③预防感染：使用1%～4%碳酸氢钠液漱口保持口腔清洁，预防真菌感染。每天做张口、鼓腮、叩齿等锻炼，增加口腔黏膜皱襞与外界的气体交换，破坏厌氧菌的生存环境，防止感染。④促进口腔溃疡修复：使用康复新或表皮生长因子溶液等促进黏膜修复。⑤对症处理：疼痛明显时使用止痛药；有感染时使用消炎药。⑥饮食管理：口腔溃疡期间保证营养，有利于口腔溃疡的修复。进食富含维生素和蛋白质的肉类、新鲜蔬菜和水果；禁食麻、辣、腌制、油炸和带骨刺的食物。吞咽疼痛可将食物用破壁机制作成流食饮用，减少咀嚼导致的不适。必要时可以安置胃管保障营养。⑦放疗期间戒烟、戒酒，不咀嚼槟榔等，避免对口腔黏膜产生不良刺激。

口腔溃疡常发生，全面预防早准备

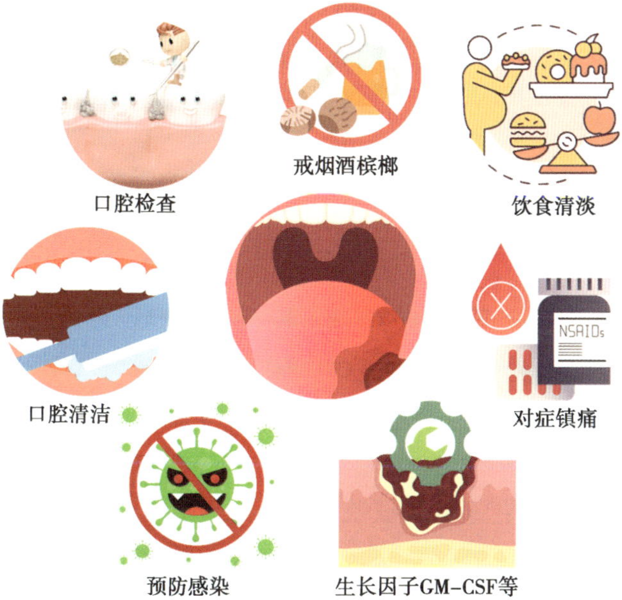

放疗期间口腔溃疡、咽喉疼痛，能打“消炎针”吗

80% 以上头颈部肿瘤放疗患者在放疗过程中都会发生放射性口腔黏膜炎，从而发生口腔溃疡、咽喉疼痛。“消炎针”中的抗生素可以有效地杀灭口腔中的细菌，减轻炎症反应，但只有在口腔溃疡合

并感染时才需要抗生素治疗。医生会根据患者情况，为患者选用糖皮质激素，以减轻水肿，抑制炎症反应，缓解口腔、咽喉部的肿胀和疼痛。

为什么鼻咽癌放疗会喉咙痛？是不是搞错了部位

黏膜损伤喉咙痛，减少说话放轻松

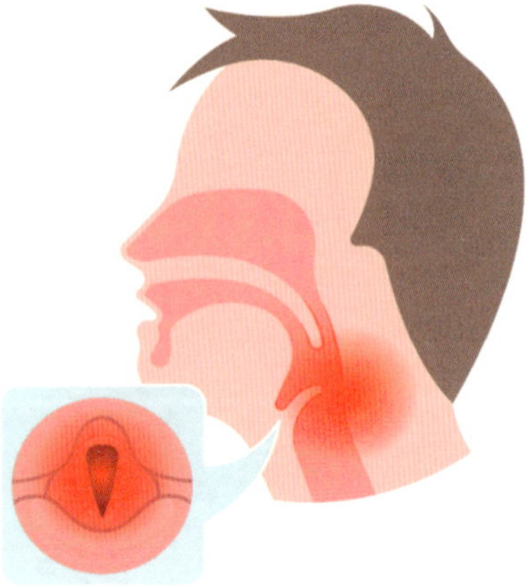

鼻咽位于颅底和软腭之间，连接鼻腔和口腔。鼻咽癌容易向周围组织侵犯，包括咽喉部和颈部淋巴结。放疗时为提高肿瘤控制率，减少远处转移率，放疗区域包括从鼻咽部到颈部的区域。因此，放疗期间会发生照射部位及附近的黏膜损伤，导致喉咙痛，而并不是放疗搞错了部位。

放疗期间咽喉疼痛，吃不下东西怎么办

放疗期间，口腔咽喉疼痛是由放射性口腔黏膜炎导致的，可采取以下方法减轻疼痛，帮助进食。①保持口腔清洁：注意口腔卫生，每次吃东西后用生理盐水或者清水漱口，清除食物残渣；用1%～4%碳酸氢钠液、康复新液交替漱口，预防感染和促进口腔溃疡恢复。②镇痛：在医护的指导下使用镇痛药物，首选口服药物镇痛，不能口服时可采用芬太尼透皮贴剂镇痛、吗啡直肠给药；还可以在进食前使用利多卡因漱口水漱口，疼痛缓解后再进食。③食物制备：食物清淡、稀软、易消化；避免坚硬、辛辣刺激，禁烟酒。④促进溃疡愈合：使用康复新液、表皮生长因子溶液修复黏膜损伤；有感染时使用消炎药。⑤营养保障：咽喉疼痛不能进食时可插鼻胃管，通过胃管注入食物补充营养；还可以静脉输注营养液。

放疗期间，我怎么“变黑”了

放疗期间皮肤“变黑”是因为放疗导致的放射性皮炎引起的，如同在太阳下暴晒后发生的晒伤。放射性皮炎导致的色素沉着可长时间持续存在，但是随着放疗的结束，这种色素沉着会减轻。

皮肤需保护，变黑会更“酷”

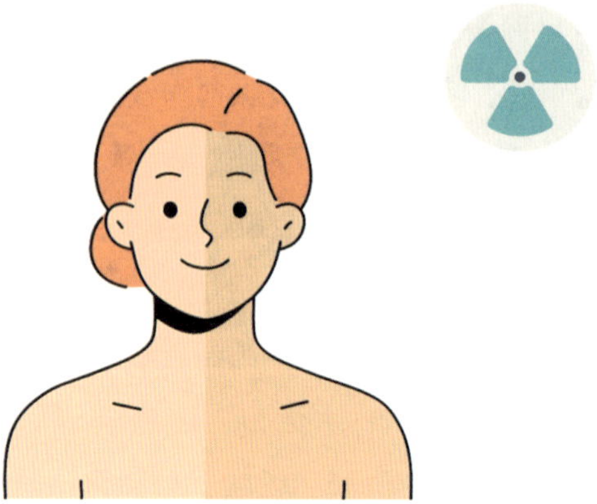

放疗期间，皮肤烂了怎么办

头颈部肿瘤放疗的患者需要做好皮肤保护，在放疗期间及放疗结束后 2~4 周，需保护头颈部皮肤免受刺激和摩擦，避免发生皮肤溃烂。①充分暴露头颈部皮肤：放疗前剪短头发；穿宽松、棉质、柔软、吸汗的衣服，防止衣领摩擦。②保持头颈部皮肤清洁：用软毛巾蘸温水轻轻沾洗照射部位皮肤，禁用肥皂、香皂或粗糙毛巾揉搓皮肤。③保护头颈部皮肤：勤剪指甲，不可抓挠、撕扯照射部位皮屑；避免烈日下暴晒，不使用热水袋、冰袋；避免在照射部位贴胶布及抹刺激性物品，如香水、化妆品、碘酒、含酒精（乙醇）的护肤品等；男性患者勿用电动剃须刀剃胡须。④外用药物：在医生的指导下外用糖皮质激素，如0.1% 氢化可的松乳膏；其他药物，如芦荟、三乙醇胺等。⑤用药注意事项：每次放疗前轻柔清洁并擦干放射区域的皮肤，每天使用 2～3 次没有香味的、不含羊毛脂的水基保湿剂，包括周末不进行放疗时也要涂抹。放疗前 30min 不外用保湿剂、凝胶、乳液或敷料，以免增加皮肤的放射剂量。⑥皮肤溃疡护理：轻微红斑和干性脱皮时继续做好皮肤清洁和使用亲水性润肤剂保湿，外用皮质类固醇可以控制瘙痒和刺激；有溃疡时要预防皮肤感染，可使用敷料覆盖溃疡处；有感染时要用消炎药治疗；溃疡严重时需要停止放疗，由皮肤科医生进行外科清创、植皮。

放疗期间一侧脸肿胀疼痛，是什么原因

头颈部肿瘤患者放疗期间会出现急性放射性腮腺炎，一般在放疗开始后1～3天出现，因腮腺受照射后局部充血、水肿、导管阻塞所致，常表现为一侧或双侧面颊部腮腺区肿胀、疼痛，严重者皮肤红肿、压痛、皮温增高，甚至张口困难。通常无须特殊处理，继续放疗3～4天后可自行消除。合并感染者，可予抗生素。

放疗腮腺易充血，对症治疗可减轻

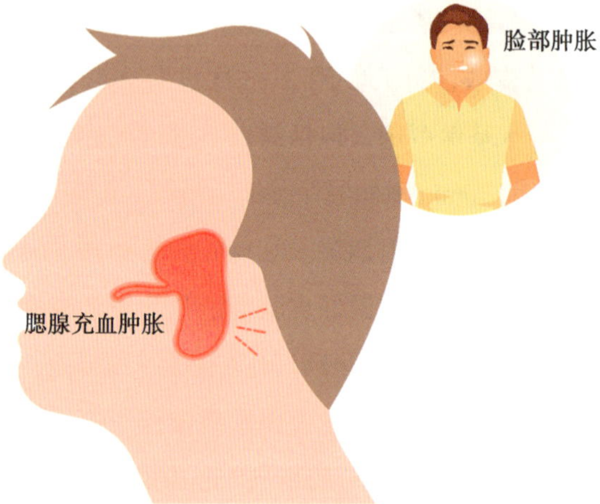

放疗期间痰中带血，严重吗

头颈部肿瘤患者在放疗期间，可能会出现痰中带血，但并不意味病情加重。痰中带血的原因：①放疗可能会导致咽喉局部炎症或毛细血管破裂出血，通常会随着放疗的结束而逐渐消失；②肺部感染、支气管炎等也可导致痰中带血，通常要采取相应的治疗。

放疗需要“忌口”吗

放疗不需要“忌口”。放疗期间进食总体原则是营养均衡，食物多样，不偏食不挑食，粗细搭配，不暴饮暴食。

对于头颈部肿瘤患者，进食要做到三宜、三高、一避免。①三宜：宜清淡、宜消化、宜少食多餐。②三高：高热量、高蛋白（鱼、肉、奶、蛋、豆制品）、高维生素（新鲜蔬果）的食物，保证放疗期间的营养需要，利于身体组织的恢复。③一避免：避免辣椒、花椒、胡椒、腌制、熏制、发霉的食物；禁烟禁酒；恶心、呕吐时应避免油腻、过甜的食物。

避免食用辛辣、刺激性食物、生冷食品、油腻食物、腌制品及酒类

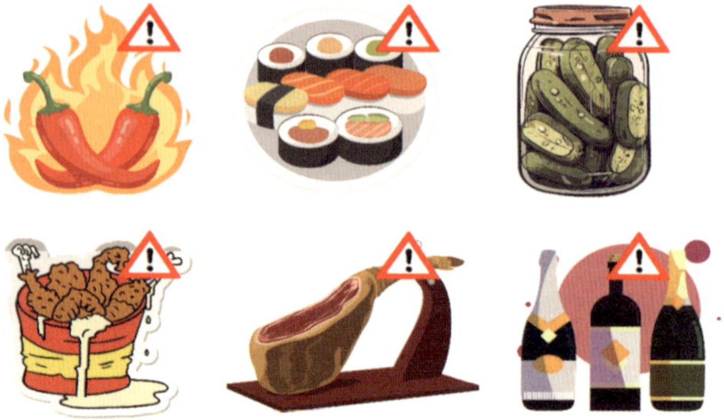

什么时候需要进行营养支持治疗

当接受放疗或化疗时，患者可能会出现恶心、呕吐、食欲缺乏、明显的吞咽障碍及重度的口腔疼痛等症状，难以保证正常的能量摄入。如果不及时进行营养支持治疗，会导致严重的营养不良和体重下降，影响疗效。出现以上情况时，要及时进行营养治疗。

营养支持有哪些方式

头颈部肿瘤患者在治疗过程中会面临进食困

难、口腔溃疡、味觉改变等问题，因此，头颈部肿瘤放疗患者需要营养支持治疗，常用的营养支持治疗方式有三个方面。①口服营养补充剂：对于能够经口进食的患者，口服营养补充剂是一种常用方式。这些补充剂包括高蛋白质、高热量、维生素和矿物质的营养剂等。②管饲：对于无法正常吞咽或摄取足够食物的患者，可考虑通过管饲提供营养支持。③静脉营养支持：对于无法进食 5～7 天甚至以上的危重或严重应激的重症患者，可考虑通过静脉途径输注营养液。

临床上具体选择哪一种方式，通常由医生、营养师和护理人员协同制订，以确保患者在治疗过程中能够保持良好的营养状态，提高康复的机会。

营养支持的常见方式

口服营养补充剂

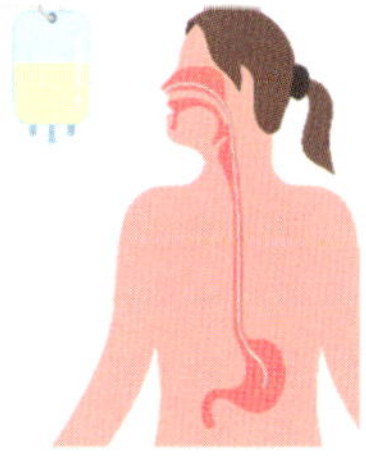

肠内营养

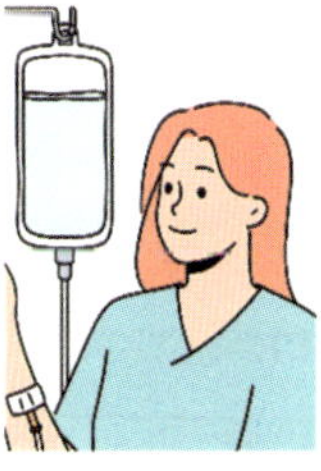

肠外营养

什么时候要用鼻饲管？什么时候要做胃造口术

（1）鼻饲管：鼻饲管是一种通过鼻孔插入胃的管道，用来输送营养液或药物，常用于不适合经口正常饮食的患者。①放疗导致的口腔和咽喉部疼痛、肿胀或功能受损，吞咽困难者；②放、化疗引起的口腔溃疡导致剧烈的口腔疼痛，使患者不愿意进食；③放、化疗引发的恶心、呕吐，使患者无法摄取足够的食物；如果出现以上情况，可考虑使用鼻饲管来补充能量和营养。

（2）胃造口术：只有在一些特殊情况下会考虑进行胃造口术，通常包括：①患者既不能经口进食，也不能耐受鼻饲管时；②患者鼻饲管留置时间过长，对其鼻腔、鼻咽、口咽、食管、胃壁黏膜磨损严重，产生了并发症或不良反应时，可考虑进行胃造口术。③如果患者出现渐进性吞咽困难的情况，推荐在身体状况还相对较好的情况下，早期行胃造口术。

吃哪些食物可增强免疫力

放疗患者可食用含有丰富维生素和氨基酸类食物，如新鲜蔬菜水果，可以选择口服添加调节免疫功能及改善肠道功能的营养制剂，还可以食用富含维生素 B_2 的食物，如猪肉、鸡蛋、鳝鱼、蘑菇等，有助于缓解放射性口腔黏膜炎，增强机体免疫力。

维生素丰富的食物

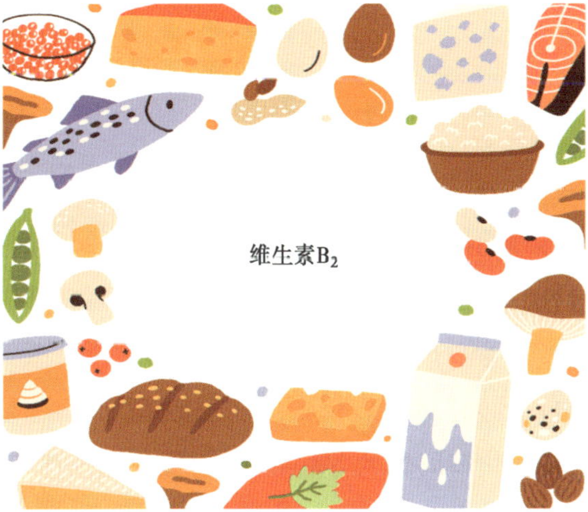

放疗期间出现心理问题会影响治疗吗

心理问题会直接影响疾病的发展以及治疗效果。如果长时间心理压力过大或处于焦虑、紧张、抑郁等负面情绪中，可导致机体免疫功能失调，降低人体对疾病的抵抗力，对治疗造成不利影响。积极良好的心态能够增强患者疾病治疗的自信心，积极配合治疗和康复锻炼，同时也可以提高身体免疫力，促进康复。

心理问题治疗方式有哪些

心理问题治疗方式包括心理咨询、心理治疗、支持性疗法、药物治疗等。①心理咨询：心理咨询通过与专业心理咨询师的交流与倾诉，帮助患者认识到自己心理问题的本质，并通过积极的沟通与共情，找到化解问题的方法和策略。该方法适用于轻度的心理问题，如焦虑、抑郁、人际关系问题等。②心理治疗：心理治疗是一种综合性的心理问题干预方法，包括个体心理治疗和家庭或群体心理治疗。

个体心理治疗是指心理治疗师与患者面对面交流，帮助患者认识自己的问题、情绪和行为模式，并提供相应的解决方案。家庭或群体心理治疗则强调对患者的社会支持和互动，通过集体的力量来促进康复。③支持性疗法：支持性疗法可以提供情感上的支持和安慰，帮助患者缓解心理压力，增强自我调节能力。支持性疗法可以由心理专家、家人、朋友等提供，也可以通过参加支持小组或线上社群来获得。④药物治疗：是一种常见的心理问题干预方法，

心理治疗之冥想治疗

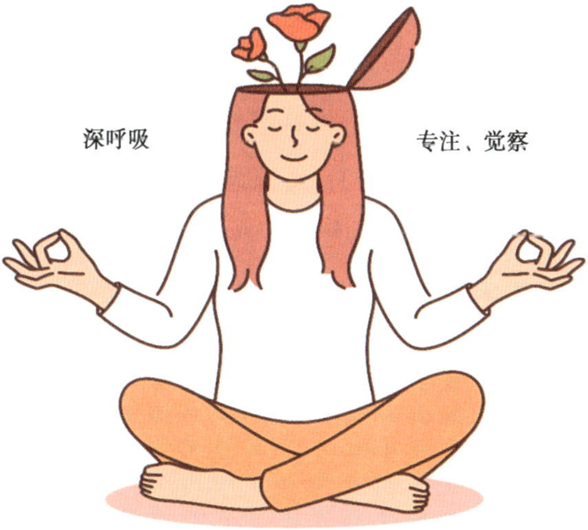

特别适用于严重的心理疾病，如精神分裂症、躁郁症等。然而，药物治疗并不能从根本上解决问题，常作为一种辅助性的方法与其他治疗手段结合进行综合干预。

疼痛只要忍一忍，没必要处理吗

疼痛只需要忍一忍，没必要处理，这是常见的误区。疼痛是继血压、呼吸、脉搏、体温之后的第五大生命体征，是衡量健康的关键指标。可根据疼痛简易评分的结果，给予相应的治疗。疼痛数字评分法（NRS）：用 0～10 这 11 个数字表示，疼痛程度 0 表示无痛，10 表示最痛，您可根据个人疼痛感受在其中一个数字上作好标记。①无疼痛：0 分。②轻度疼痛（1～3 分）：可以忍受，睡眠不受影响，日常生活正常。③中度疼痛（4～6 分）：难以忍受，影响睡眠，需要使用镇痛药。④重度疼痛（7～10 分）：疼痛剧烈，睡眠严重受到干扰，必须服用镇痛药。

阿片镇痛按需给，及早停药防成瘾

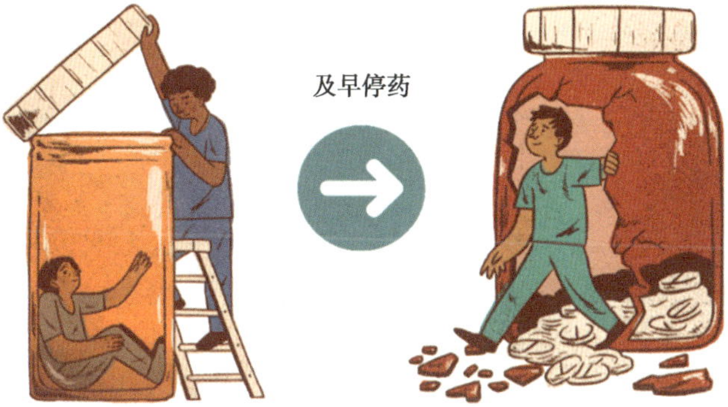

放疗期间需要验血吗

放疗期间每 4～5 天需要定期进行血液检验，包括血常规、肝肾功能、电解质等。因为放疗可能会导致骨髓抑制、恶心呕吐等，如果程度严重、持续时间较长，还会导致感染、出血、休克、电解质紊乱等并发症，严重者可危及生命，所以，放疗期间需要定期进行血液检验，以便及时发现并处理异常。

放疗验血早知道，掌握信息很必要

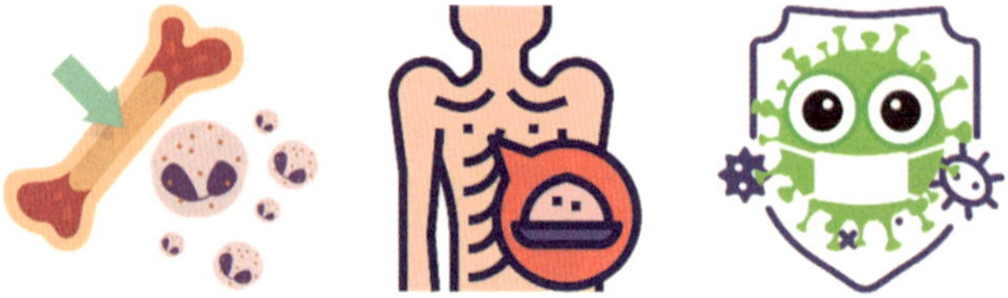

如何保证良好的睡眠

早睡早起；适当体育锻炼，劳逸结合；保持安静的睡眠环境；戒烟、戒酒，睡前不喝浓茶、咖啡等兴奋性饮品；睡前可适当泡脚，头部热敷或按摩，听舒缓轻柔音乐。如果因疾病或治疗引起的疼痛影响睡眠时，可遵医嘱使用镇痛药物减轻疼痛，以改善睡眠。

放疗中有哪些重要的注意事项

放疗中着重要注意这五个方面。①保护标记线：放疗过程中，身上的标记线十分重要，要注意保护，洗澡时避免使用香皂或沐浴露揉搓。如果发现标记线褪色或者模糊，及时告知工作人员重新描画。②皮肤护理：放疗过程中要保持受照射区域皮肤清洁，穿纯棉柔软宽松衣物，衣领柔软或低领开衫；避免过度阳光照射，忌用香皂、肥皂或擅自涂抹刺激性药物；皮肤要充分暴露，避免皮肤受到摩擦和刺激；局部瘙痒和脱皮时不可用手搔抓及撕除脱皮；指甲要修剪干净，避免抓伤放疗区域皮肤导致皮肤破溃；皮肤反应比较严重时，可使用皮肤和黏膜保护剂。③头颈部功能锻炼：放疗时头颈部肌肉和颞颌关节会受到一定剂量的照射，使得肌肉的伸展性降低、关节的活动度受限。因此，要进行头颈部功能锻炼（包括颈肩运动、张口锻炼、鼓腮运动、叩齿咽津、舌头运动、软腭运动、耳部运动、口腔颌面按摩等）。④鼻腔冲洗：保持鼻腔和鼻咽部清洁，患者应从放疗开始坚持鼻腔冲洗。⑤口腔护理：刷牙时宜选用软毛牙刷、含氟牙膏，定时漱口，保持口腔清洁。

放疗期间要注意，宽衣护理保标记

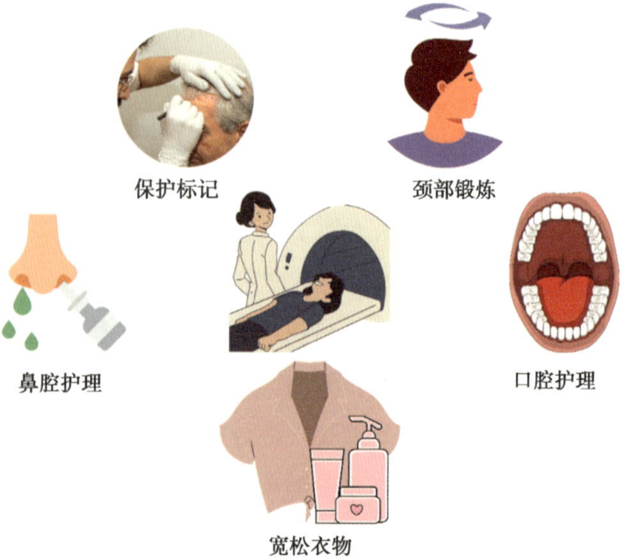

哪些患者需要定期复查喉镜

喉镜检查是头颈部肿瘤患者常用的重要检查方法。须要定期复查喉镜的患者包括鼻咽、口咽、下咽、喉部肿瘤患者，喉镜的复查频率为治疗结束后每 3～6 个月进行一次，主要观察患者咽喉部是否有黏膜粗糙、隆起肿物，是否存在水肿、出血、溃疡等情况。医生根据检查结果进行诊断和治疗。

定期复查喉镜几类人群

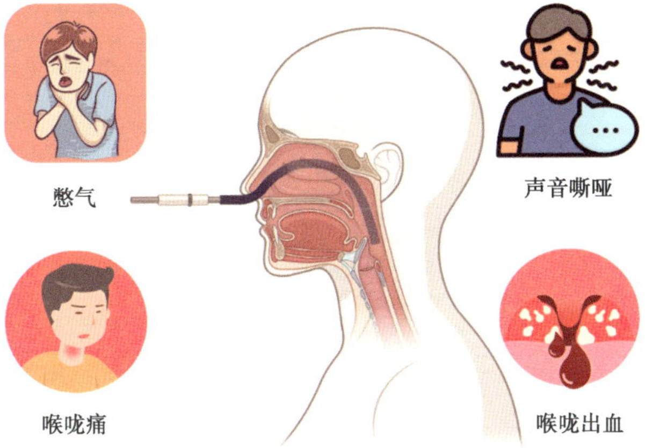

治疗期间能调整放疗计划吗

放疗过程中是否能调整计划，需要根据患者的具体情况决定。①如果患者在治疗过程中病情好转，可以将姑息放疗改为根治性放疗；或当病情恶化、出现无法耐受的不良反应或疗效不佳时，可调整放疗计划，将根治性放疗改为姑息放疗或暂停放疗。②在初始计划为术前放疗时，如果治疗效果显著，肿瘤接近完全缓解，可以调整为根治性放疗。③治疗过程中，如果肿瘤明显消退，或由于体重减轻，面部和颈部消瘦导致照射部位偏离，应及时调整放疗靶区，重新制订放疗计划。④当肿瘤要分阶段照射时，应在每一阶段照射完成后及时缩小靶区范围，调整放疗计划。

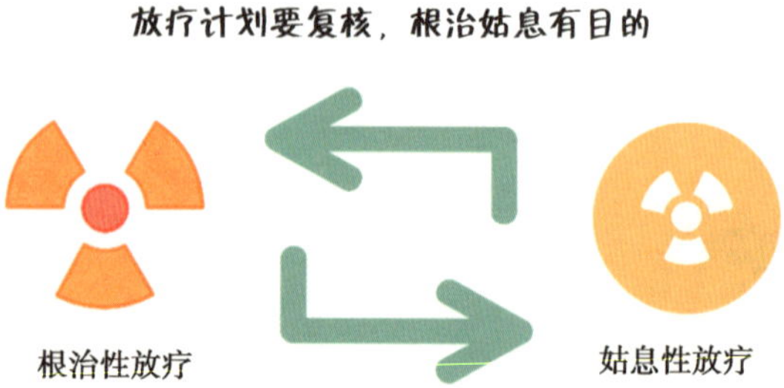

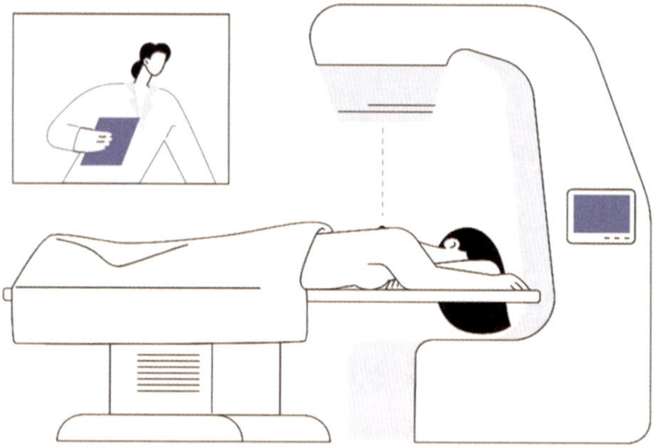

放疗可以中断几天吗

放射治疗是在一段时间内累积剂量杀灭肿瘤的

方法，目前常用的放疗模式是常规分割，即每天放疗一次，1 周放疗 5 天。通常放疗计划应该尽量不中断，这样能避免肿瘤细胞的加速再增殖，保证疗效的最大化。

放疗疗效很好，可以减少治疗次数吗

肿瘤的局部控制存在剂量 - 疗效的依赖关系。医生根据患者肿瘤类型、分期等因素制订放疗剂量、分割次数等整体放疗方案，原则上不能减少放疗次数。只有在患者治疗不良反应比较严重，无法耐受足剂量放疗的情况下，才考虑减少放疗次数。

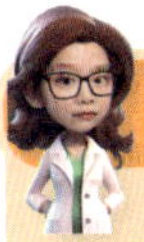

专家有话说

抗癌之路漫长而艰辛，肿瘤患者务必要调整心态，积极配合医务人员的工作。坚定信心，吃苦耐劳，合理膳食，加强营养，做好卫生护理，坚持功能锻炼。相信一定能够攻坚克难，迎接胜利的曙光。

PART 5

不容懈怠 放疗后随访

放疗结束，初战成功。调整好状态，按时复查，迎接全面胜利。

放疗后转颈锻炼怎么做

放疗后进行颈部锻炼可以有助于恢复颈部的灵活性和功能。颈部常用的锻炼方法四种。①伸展运动：将下巴平行地向前伸，然后缓慢地将头部向后仰，直到您感觉颈部有一定的牵拉感。然后，恢复到起始位置。重复10次。②侧屈运动：将头稍微向一侧倾斜，直到感觉到颈侧的牵拉感。然后慢慢归位，再向另一侧倾斜。重复10次。③旋转运动：轻轻地将头部一侧旋转，直到感觉到颈部的牵拉感。然后慢慢归位，再向另一侧旋转。重复10次。④肩部放松运动：放松肩膀并尽量舒展颈部。让双臂垂直向下，感受颈肩放松。

开始时可能会感到一些轻微的不适或紧张感，如果出现疼痛或明显不适，请立即停止锻炼，并向医生咨询。根据个人情况，锻炼的强度和范围可以逐渐增加。锻炼时保持平稳呼吸，不要用力或迅速扭动颈部。

转颈锻炼要坚持，拉伸固定等10秒

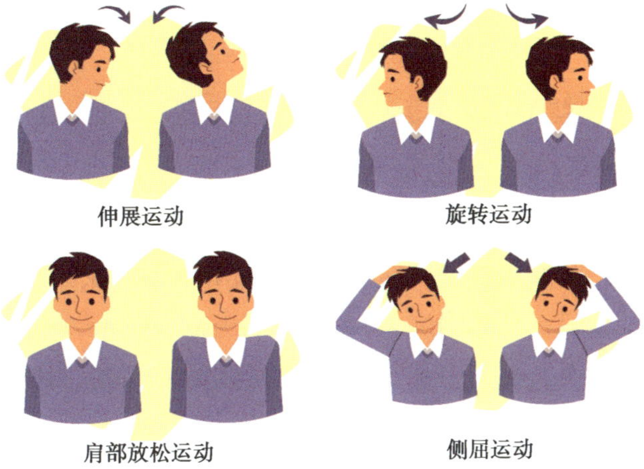

放疗后张口锻炼怎么做

放疗后张口锻炼，分六步。①张口运动：尽量把口张开至可忍受的最大弧度，维持 5～10s 后再合上。②颞颌关节滑动：将颞颌关节向左右两侧慢慢滑动，保持牵拉感，维持 5～10s 后复位。③叩齿运动：上下牙齿轻轻互碰，可闭口进行。④鼓腮运动：鼓气至全口充盈气体后维持 5～10s，再放松并对颞颌关节与周围组织实施按摩。⑤弹舌运动：将舌头左右上下旋转打圈。⑥伸展牙关运动：先张开口，将自制用具放在上下颌之间实施支撑锻炼（从齿进入），直至两侧牙关部分感到轻微牵拉，维持30s再复位。以上运动方式反复循环进行，每天最少300次。

张口困难常发生在放疗后的3～6个月，并在2年内逐渐加重，患者应从放疗的第1天开始进行功能锻炼，每天锻炼3～4次，每次20～30min，持续2～3年。如有可能，可以考虑使用辅助器械，效果会更好。

放疗后耸肩运动怎么做

耸肩运动是一种有助于锻炼颈部、肩部肌肉的常用锻炼方法，分五个步骤。①让肩膀自然下垂，放松颈部。②用力向上提肩，使肩膀抵达最高点，保持2s。③然后放下肩膀，直至回到起始位置。④重复以上步骤，完成一个完整的耸肩动作。⑤可以每组进行10次，逐渐增加组数。

放疗后鼻咽及鼻腔冲洗怎么做

放疗后鼻咽及鼻腔冲洗，分四步进行。①每日用温开水配置冲洗剂或生理盐水冲洗鼻腔2～3次（晨起、放疗前、睡前），每次冲洗量为500～1000ml，温度以35～38℃为宜。②冲洗时，压力不可太大，以水冲进鼻腔为宜，一般冲洗液容器底部平头顶或略高即可，冲洗液进入鼻腔后，配合吸痰动作，最好使冲洗液从口腔流出。③冲洗时应两侧鼻腔交替进行，若有鼻出血应暂停冲洗。④放疗结束后，建议保持冲洗，频率可减少至每天一次或隔天一次。

鼻腔冲洗要注意，生理盐水才可以

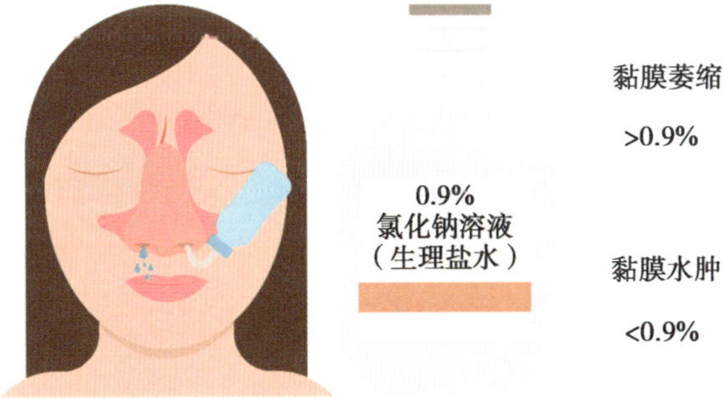

放疗后面部水肿怎么办

放疗后面部水肿，是由于放疗后头颈部淋巴回流障碍，深部的毛细血管闭塞引起。早晨起床时较重，活动后减轻。一般无须特殊处理。放疗结束后半年或者 10 个月左右开始慢慢缓解，1～2 年症状消失。每个人的恢复时间可能会不一样。日常生活中应特别注意放疗区域皮肤的清洁，避免局部涂擦或敷贴刺激性的化学药物、清洁剂、化妆品等；避免冷风刺激、烈日暴晒、热敷、衣领摩擦、搔抓等不良的物理刺激。若水肿明显并且出现疼痛逐渐加重，要及时联系医生。

放疗后耳闷耳胀、听力下降怎么办

放疗后耳闷耳胀，是由于放疗导致咽鼓管功能异常，中耳里面的压力不能正常调节，导致中耳炎，使得耳朵闷胀，并且影响听力。在中耳炎治愈后，上述不适症状可同步缓解，但是容易反复。须注意：①饮食上尽量避免食用姜、蒜、辣椒、烟、酒以及烧烤、烟熏、虾蟹类制品等食物。②外耳道勿进脏水，保持干净干燥，不要随意掏耳朵。③适当运动，增强抵抗力，避免感冒。④如果鼓膜没有穿孔，可以进行适当的游泳锻炼。

放疗后鼻出血怎么办

大部分患者鼻出血量少，仅仅是鼻涕里带血丝，持续时间短，无须特殊处理，注意鼻黏膜保湿即可，能自行止血。如果鼻出血量多，呈大量鲜红色鼻血，需要马上就医。此外，在日常生活中，患者要注意鼻腔的清洁卫生，避免用手抠鼻子，以免导致鼻腔黏膜破裂的情况加重。同时患者还要注意饮食健康，多吃一些新鲜的水果和蔬菜，少吃辛辣刺激油腻的食物。

放疗后鼻塞头疼怎么办

放疗后鼻塞头疼，首先，应完善相关检查了解鼻塞和头疼的病因，考虑肿瘤因素要进行相应的抗肿瘤治疗，排除肿瘤因素可尝试以下方法。

（1）鼻塞的处理：①一般治疗，热敷按摩。患者可以使用温毛巾对鼻腔部位进行热敷并进行按摩，促进局部血液循环，有利于改善症状。②药物治疗，如果热敷效果不好，可以在医生的指导下服用通窍鼻炎颗粒、氯雷他定片等药物进行治疗，同时还要注意多休息，避免过度劳累。③手术治疗，如果通过一般及物理治疗无法得到改善，并且出现了明显的不适症状，如头疼、头晕等，要及时到正规医院的耳鼻喉科就诊，以免延误病情。④在日常生活中，避免抽烟及接触刺激性粉尘或者化学物质，注意合理饮食，尽量以清淡易消化的食物为主，如小米粥、南瓜粥等，少吃辛辣刺激油腻的食物，如辣椒、炸鸡等。

（2）头疼的处理：①一般处理，冰敷，患者可以使用冰袋或冷毛巾敷于头部，能够促进局部血管收缩，从而减轻疼痛感；按摩，患者也可以配合专业医师通过按摩的方式来放松颈部肌肉和神经，也能够起到一定的止痛作用。②药物治疗，若上述方法无法有效缓解不适症状，可以在医生指导下服用布洛芬缓释胶囊、对乙酰氨基酚片等来镇痛。另外，还可以遵医嘱口服甲钴胺片、维生素 B_6 片等营养神经类药物辅助治疗。③平时要注意休息，避免过度劳累及熬夜，保持良好的心态。

放疗后仍然口干怎么办

放疗后口干，在头颈部肿瘤放疗患者中非常普遍，是影响头颈部肿瘤患者生命质量的主要因素。口干一般开始于放疗的第2周，并以亚急性状态持续存在，大部分患者在放疗后1年内可有不同程度的缓解。

口干处理措施：①保持口腔清洁，用无酒精的漱口水或生理盐水少量多次漱口，每次进食后要漱口，清除食物残渣，防止细菌繁殖。②多喝水，每天喝水1500～2000ml。③刺激唾液分泌，如柠檬水、维生素C片、无糖口香糖等。④用木蝴蝶、菊花、麦冬及少量的枸杞子或西洋参泡水喝。⑤戒烟戒酒，尽量避免吃甜食或含咖啡因的食物。⑥应使用含氟牙膏或抗过敏牙膏保护口腔。⑦卧室加湿处理，也有助于减轻口腔干燥症。

放疗后脖子僵硬、张嘴巴困难怎么办

放疗后脖子僵硬、张口困难，是常见的不良反应，以下六大措施有利于解决。①物理治疗：在医生的指导下进行物理治疗，如低频电刺激、红外线照射等，可以促进局部血液循环，缓解肌肉僵硬和疼痛。②药物治疗：使用非甾体抗炎药，如布洛芬、双氯芬酸钠等，可以缓解疼痛和炎症。③口腔锻炼：在医生的建议下进行口腔锻炼，包括张口、闭口、咀嚼等动作，可以锻炼口腔肌肉，缓解张口困难的症状。④饮食调理：保持良好的饮食习惯，避免过度咀嚼硬物，选择软、易消化的食物，避免刺激性食物和饮料。⑤休息和睡眠：保持良好的休息和睡眠，避免过度疲劳和紧张，有助于缓解肌肉僵硬和疼痛。⑥康复训练：在医生的指导下进行康复训练，如颈部肌肉拉伸、关节活动等，可以缓解颈部僵硬和张口困难的症状。

需要注意的是，以上措施需要在医生的指导下进行，根据具体情况制订合适的治疗方案。同时，也要注意保持良好的生活习惯和饮食习惯，以促进身体的恢复。

放疗后手麻脚麻怎么办

放、化疗后，经常会出现手脚发麻，有时有触电感，脚踩在地上感觉像踩棉花一样等。其实，头颈部肿瘤患者单纯放疗较少引起手麻脚麻的症状，此种症状常与化疗药有关，一些化疗药物进入身体后会损伤末梢神经，导致手脚麻木，通常从手脚远端开始，逐渐往近端蔓延，甚至发展到肘部、膝部发麻。下面讲一讲应对手脚麻木的小技巧。①护肤品：把乳液或霜轻柔地涂抹在疼痛或者麻木的部位，有缓解部分症状的效果。注意：要用性质温和的，千万不要用刺激性的乳液涂抹皮肤。②避免着凉：冬天注意戴手套，多穿衣服；洗漱时用温水；禁忌冷食、冷饮；水果用温热水加热后食用；夏天避免对着空调直吹冷风。③轻运动：运动可以使全身的血液流动增加，可以暂时缓解疼痛，改善症状。轻运动是负载小、能耗低、强度小的运动，例如散步、扭秧歌、体操和瑜伽都是不错的选择。④适当按摩：与运动相似，按摩也可改善血液循环，对缓解疼痛，减轻症状有帮助。⑤维生素：出现手脚麻木现象时，可以补充一些能够营养神经的药物，比如维生素 B_1、维生素 B_{12} 等；饮食上多摄取杂粮、豆类、菠菜、木耳等富含维生素 B_1 的食物和鸡蛋、牛肝等富含维生素 B_{12} 的食物。⑥中医疗法：一些中医疗法，如针灸、中药，对神经病变的改善有帮助。

放疗后出现下颌骨疼痛，怎么办

放疗后出现下颌骨疼痛，可采取以下措施。①牙齿和口腔卫生：下颌骨疼痛可能与口腔问题有关，保持良好的口腔卫生非常重要。定期刷牙、使用牙线、使用温和的漱口液，并定期看牙医。②物理治疗：通过特定的锻炼改善颌面肌肉的功能，可于康复科就诊。③饮食和饮水：避免食用刺激性食物，如辛辣食物、酸性食物和坚硬食物，保持充足的水分摄入也很重要。④休息和减轻压力：休息和减轻压力有助于身体康复。尽量减少紧张和焦虑。⑤疼痛管理：在医生的建议下可以使用止痛药物减轻疼痛。

放疗完成后，有哪些办法有助于早日恢复健康

放疗完成后，如下六大方面有助于获得最佳康复。①定期复查：根据医生的建议，定期进行复查，

包括血液检查、体格检查、影像检查等以明确有无复发或进展。②注意不良反应：一些放疗不良反应可能会持续一段时间，甚至数月。继续保持与医生沟通，及时向医生报告任何新的或持续存在的不良反应，以便他们可以提供适当的管理和治疗建议。③口腔卫生：保持良好的口腔卫生，包括定期刷牙、使用牙线、漱口液和定期口腔检查。④饮食和锻炼：保持均衡的饮食，以帮助身体康复。逐渐增加体力锻炼可以有助于提高身体的恢复能力和精神状态。⑤遵循医嘱：按照医生的建议服用药物，包括抗肿

头颈放疗需配合，饮食清淡多锻炼

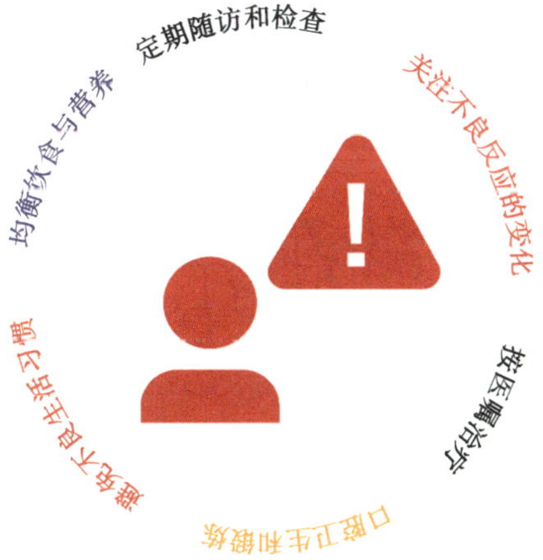

瘤药物、免疫调节或其他治疗药物。⑥生活方式：采取健康的生活方式，如戒烟戒酒、减轻压力和维持健康的体重。

放疗后多久可以处理牙齿

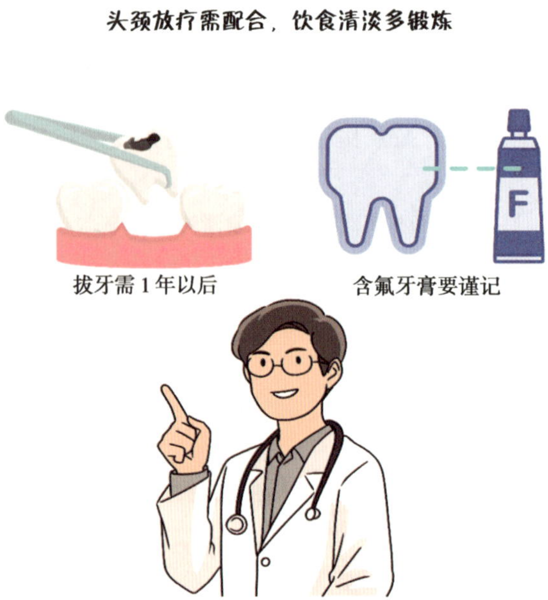

放疗对口腔黏膜和牙齿可能会产生不同程度的影响，因此处理牙齿需要根据个体情况和医生的

建议来确定。一般来说，以下是一些相关的考虑因素。①医生的建议：医生会根据您接受的放疗类型、剂量、治疗部位以及个体病情来制订具体的建议。②治疗结束后的时间：一般建议放疗结束1～3年以上拔牙，一定要去正规医院口腔科。③牙齿保健：在放疗期间和放疗后，保持口腔卫生非常重要。每餐餐后，用清水漱口，含氟牙膏刷牙（有助于增强牙齿抗龋能力），使用牙线、漱口液及定期口腔检查都是维护牙齿和口腔健康的关键步骤。

你知道放疗后多久复查吗

一般建议放疗结束1个月时复查1次，放疗后2年内每3个月复查一次；放疗后2～5年每半年复查一次；放疗5年以后每年复查一次。

出现什么症状需要警惕复发转移

头颈部肿瘤患者复发或转移的症状可能因个体情况和肿瘤类型而不同，但以下九种要警惕的常见症状。①持续固定部位的疼痛：头颈部肿瘤复发或转移可能伴随持续性疼痛，包括颈部、喉咙、口腔、颌面或耳部的疼痛。②肿块或肿胀：如果您在颈部或头颈部出现新的肿块，尤其是在治疗后，应引起警惕。③吞咽困难，声音变化：可能是喉肿瘤复发的症状。④咳嗽或呼吸困难：出现持续性咳嗽、呼吸困难或胸部疼痛，可能涉及肿瘤转移影响气道或肺部。⑤鼻出血或鼻塞：头颈部肿瘤可能侵犯鼻腔或鼻窦，导致鼻出血、鼻塞或分泌物异常。⑥口腔问题：口腔或口咽肿瘤复发可能引起口腔溃疡、感染、口干、口臭等口腔问题。⑦视觉问题：如果肿瘤扩散到眼部或眶内区域，可能出现视觉问题、眼球突出或疼痛。⑧面部麻木或疼痛：头颈部肿瘤可能压迫或侵犯面部神经，导致面部麻木、疼痛或表情改变。⑨体重下降：无明显原因的体重下降可能是肿瘤复发或转移的症状之一。

请注意，上述症状不一定意味着复发或转移，但如果您曾经患有头颈部肿瘤，且出现了上述症状之一个或多个，应尽早咨询医生进行评估和进一步检查。

以下问题要警惕，千万不可太大意

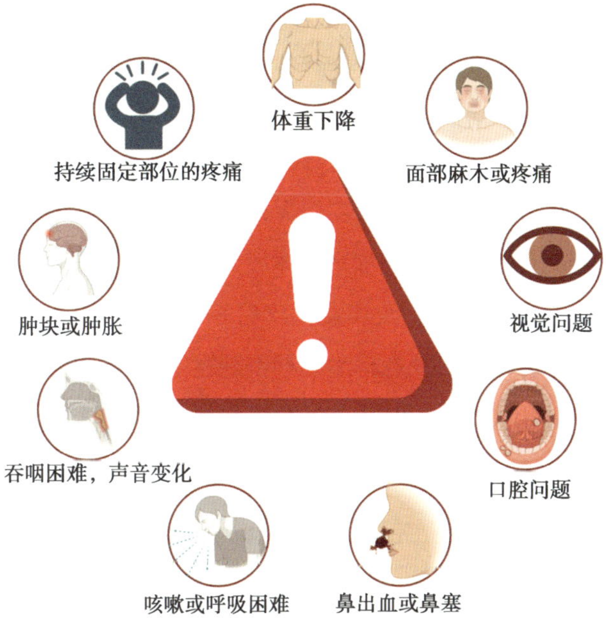

放疗后可以做体育锻炼吗

放疗患者很容易出现骨质疏松，适度运动不仅能强健骨骼，而且可以增强体质，提高免疫力。患者可以根据自己的体力状况选择一些适当的运动，对康复是有帮助的。

放疗后多久可以上班

早期肿瘤患者做完放疗，是可以和正常人一样生活和工作的。但是，放疗会消耗体内能量，不建议放疗结束后立刻上班，放疗期间及结束后的 4～6 周，患者会感觉疲劳，需要保证充足的休息，不能思虑或活动过多，避免加重身体疲劳。如果还要做同步化疗或序贯化疗，建议在化疗后 6 个月再考虑工作。带瘤生存的患者要在医生的严密观察下，做一些力所能及的轻松工作，但每天工作时间应少于 8 小时。

放疗后可以抽烟喝酒吗

放疗后不建议患者抽烟、喝酒，多项研究已经证明抽烟、喝酒会严重影响放疗的效果，且增加二次肿瘤、心脏损伤等风险。

放疗后可以生育吗

头颈部放疗对生育影响不大，一般建议放疗后 2～3 年以上考虑生育。对于有短期内生育需求的患者，男性可以考虑治疗前冻存精子，女性可以考虑治疗前单侧卵巢切除冷冻，具体情况要咨询生殖医学中心。

头颈放疗很精准，生育影响别担心

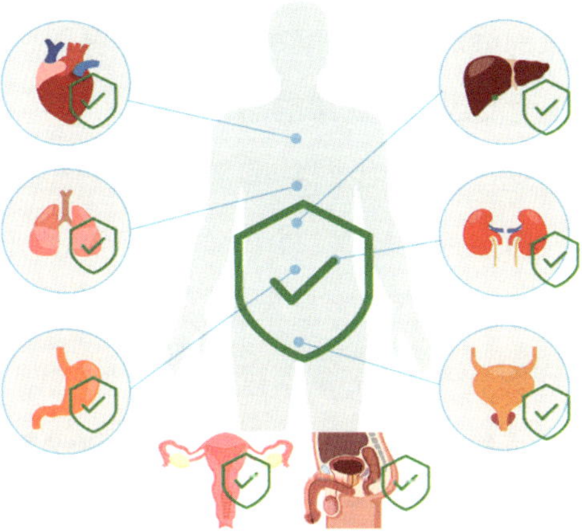

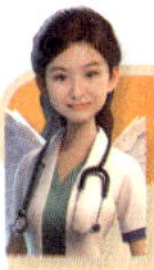

专家有话说

“宜将剩勇追穷寇，不可沽名学霸王。”放疗结束后肿瘤消退，意味着我们取得了阶段性胜利，但仍不可放松警惕，头颈部肿瘤有一定的复发转移风险。因此，长期随访，定期复诊。并保持乐观的情绪，养成良好的卫生习惯，坚持康复锻炼，争取早日回归社会，恢复正常的生活。

后　记

在书的最后，我想向每一位关心健康、爱惜生命的读者朋友致以最诚挚的谢意！

通过这本书，我们共同踏上了一场关于头颈部肿瘤放射治疗的启蒙之旅，学习了头颈部肿瘤的基础知识、放射治疗的基本概念、放疗前的准备工作、放疗过程中的注意事项和放疗后的随访检查等。我们编纂本书的初衷是为了弘扬科学精神，促进公众对头颈部肿瘤放射治疗的了解，使患者及其家属们更好地认识癌症、走近放疗。本书从撰写、修订、编辑至成稿历时近1年的时间，凝结了国内众多头颈部肿瘤放射治疗领域的临床、护理、技术顶尖专家的智慧和汗水。肿瘤放射治疗虽然是一项复杂且高度专业的医学技术，但通过科学普及相关知识，相信可以使这项治疗变得更具趣味性和人性化，帮助广大患者保持乐观，增强抗病信心，增加治疗依从性，与医护一道在抗癌之路上勇敢前行，并夺取最终胜利。

感谢所有参与本书撰写、修订、编辑工作的医生、护士和技师，感谢你们为头颈部肿瘤放射治疗科普推广事业做出的贡献。最后，我们要感谢您，亲爱的读者。是您的好奇心、关注和信任，让这本书得以诞生。希望本书的出版，能够进一步推动肿瘤防治科普工作的高质量发展，让更多患者获得及时、科学、规范的治疗。愿每一个人都能拥有健康快乐的生活，衷心感谢！

康敏　乔俏

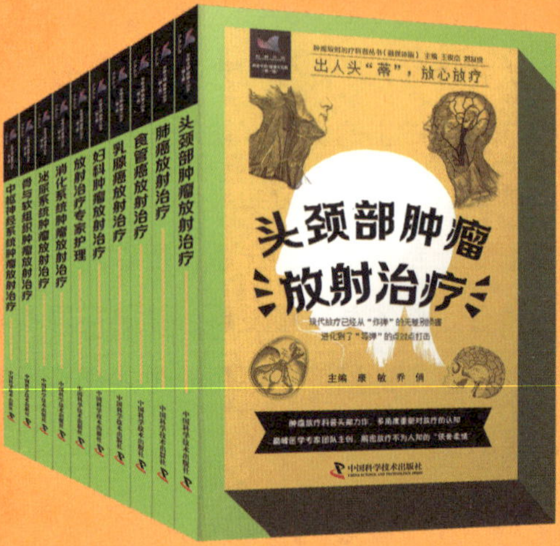

科普中国·健康大百科（第一辑）

肿瘤放射治疗科普丛书（融媒体版）

- 中枢神经系统肿瘤放射治疗
- 妇科肿瘤放射治疗
- 骨与软组织肿瘤放射治疗
- 放射治疗专家护理
- 消化系统肿瘤放射治疗
- 乳腺癌放射治疗
- 泌尿系统肿瘤放射治疗
- 食管癌放射治疗
- 头颈部肿瘤放射治疗
- 肺癌放射治疗